Christina Law-McLean IBCLC

Entspannt Stillen

Ein guter Stillstart
für Mama & Baby

Christina Law-McLean IBCLC

Entspannt Stillen

Ein guter Stillstart für Mama & Baby

Alles was du zum Stillen
in den ersten 40 Tagen
nach der Geburt
wissen musst

Edition
Mamma
im LawMcLean Verlag

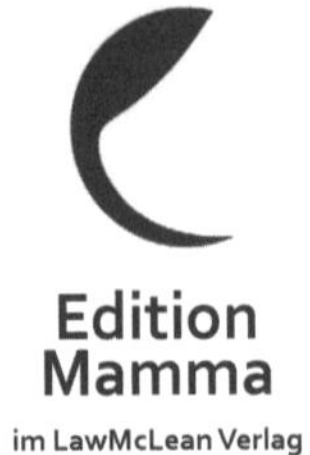

Zuschriften und Anregungen an:
LawMcLean-Verlag -Edition Mamma-
Christina Law-McLean IBCLC
Högemannsweg 26
28844 Weyhe bei Bremen
cl@entspannt-stillen.de
www.stillcoach.de/editionmamma

Die Deutsche Nationalbibliothek verzeichnet diese Publikation in der Deutschen National Bibliografie; detaillierte bibliografische Daten sind im Internet über http://www.dnb.de abrufbar.

ISBN-10: 3-9818266-0-4
ISBN-13: 978-3-9818266-0-9

1. Auflage 2016

Herstellung: BoD – Books on Demand, Norderstedt

Illustrationen, Zeichnungen: Christina Law-McLean
Fotos (sofern nicht anders gekennzeichnet): Christina Law-McLean
Portraits der Autorin: Pho-To-Ni *(www.instagram.com/pho_to_ni)*
Satz/Layout: Christina Law-McLean
Umschlaggestaltung: Christina Law-McLean

Weitere Informationen unter:
www.entspannt-stillen.de
www.stillcoach.de

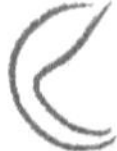

„Und jedem Anfang
wohnt ein Zauber inne,
der uns beschützt
und der uns hilft, zu leben.“

Hermann Hesse

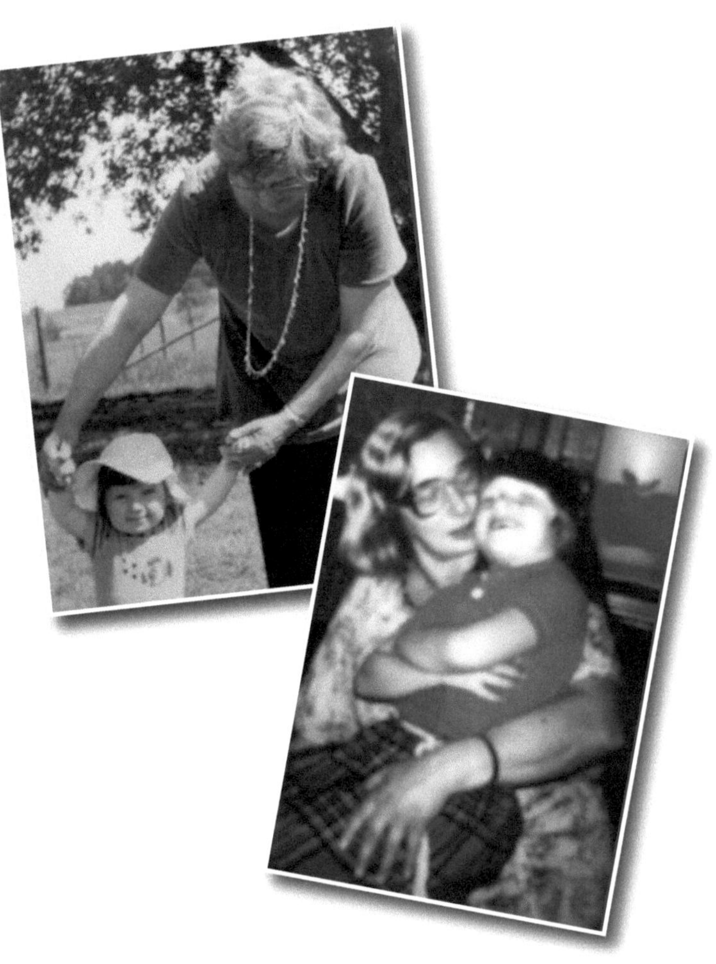

Für meine wunderbare
Oma Renate

Die durch ihre Erzählungen
über die Stillzeit mit ihren drei Kindern
mein großes Stillvorbild war.
Und die mir durch ihre Unterstützung in
meiner Stillzeit mit meinen Kindern zeigte
wie wichtig es ist, dass Mütter Vertrauen
in ihre Stillfähigkeit haben und
gute Stillunterstützung bekommen.

Entspannt Stillen

Ein guter Stillstart für Mama & Baby

Inhalt

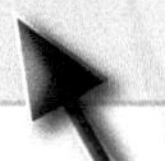

www.entspannt-stillen.de
www.stillcoach.de

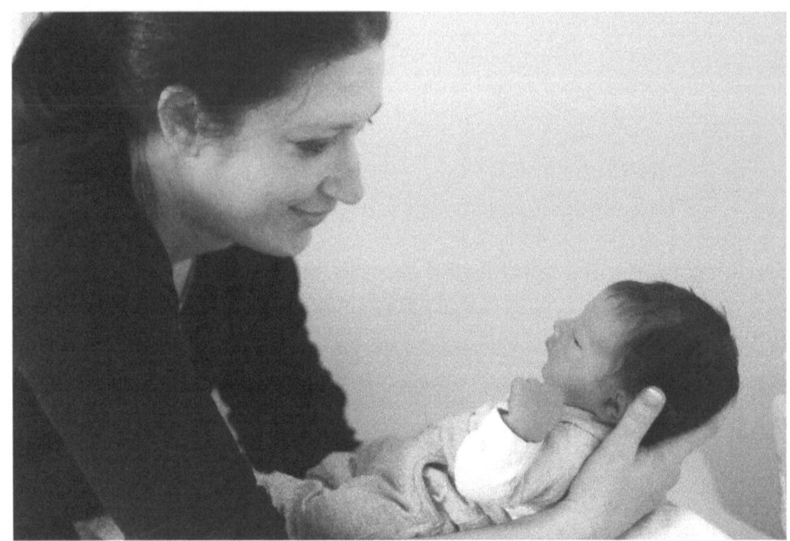

Foto: Angelika Küfner

Vorwort

Sehen, Riechen, Schmecken, Fühlen und Hören, alle Sinne des Babys werden beim Stillen angeregt. Es fühlt sich nicht nur gesättigt, sondern auch geborgen. Bei jeder der ersten innigen Kuscheleinheiten und Stillmahlzeiten wächst die Mutter-Kind-Bindung.

Um ein harmonisches Still-Paar zu werden, müssen sich Mama und Baby gut kennenlernen, sich einspielen und sich vor allem auch auf ihre angeborenen Instinkte und Fähigkeiten verlassen.

Auf diese allein möchten die meisten werdenden Mütter allerdings nicht vertrauen. Auch Stillvorbilder als Unterstützung sind nicht immer vorhanden. Viele verschlingen deshalb stapelweise Ratgeber und lesen die Posts in Internetforen zum Thema auf der Suche nach Tipps die den Stillerfolg versprechen.

Ich versuche, meine KursteilnehmerInnen und Patientinnen immer etwas zu bremsen was diese Informationsflut angeht. Denn durch ein Übermaß an Informationen verwirrt man sich oft eher, als dass man sich sicher vorbereitet fühlt.

Aber warum füge ich dennoch diesem großen Angebot an Ratgebern noch einen weiteren hinzu?
Der erste kleine Leitfaden ist ursprünglich entstanden als Begleitmaterial für meine Elternkurse und Stillinformationsveranstaltungen um den werdenden und frischgebackenen Eltern möglichst kurz und knapp alle wichtigen Informationen zusammenzufassen.
Basierend auf sowohl meiner beruflichen Erfahrung als auch auf der Erfahrung als Mutter von 3 gestillten Kindern habe ich die Inhalte aus meinen Kursbroschüren und Blogartikeln nun erweitert und zu einem Buch zusammengestellt.
Bei der Auswahl der Tipps stellte ich mir immer die Frage: **„Was würde ich meiner besten Freundin für den Stillstart und die ersten 40 Tage mit ihrem Baby mit auf den Weg geben wollen?“**

Dieses Buch hat sich deshalb für mich zum absoluten Herzensprojekt entwickelt und steht dafür wie sehr ich meinen Beruf liebe, wie viel es mir bedeutet, euch stillende Mütter zu begleiten, euch bei Problemen zur Seite zu stehen und täglich mit euch wunderbaren Frauen und euren Babys zu arbeiten.

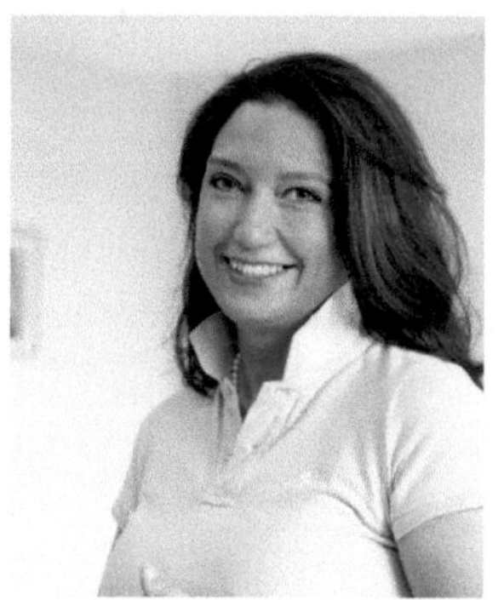

Ich wünsche Dir eine
wunderschöne
und entspannte Babyzeit!

Deine Christina Law-McLean

Bei Fragen & Anregungen sende mir gerne eine Mail:
cl@entspannt-stillen.de

„Das hatte ich mir ganz anders vorgestellt!"

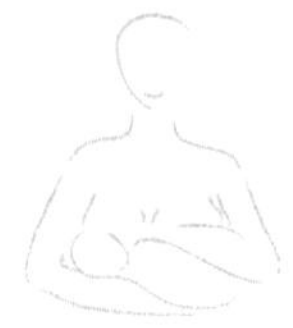

Dies ist einer der am häufigsten gehörten Sätze auf einer Wochenstation. Natürlich ist es nicht immer negativ gemeint. Man kann ja auch positiv überrascht sein von einer Situation. Meist ist tatsächlich „anders" im Sinne von „nicht so, wie vorher gedacht" gemeint. Auch ein Bisschen zurecht, denn es ist wirklich schwierig, sich vor der Geburt des ersten Kindes exakt vorzustellen, wie es so ist, das Muttersein oder Vatersein. Viele Vorstellungen, die man zuvor davon hatte, müssen über Bord geworfen werden. Und selbst zweite oder dritte Kinder können Eltern überraschen, denn auch Babys sind bereits Individualisten. Sogar wenn man nicht das erste Kind bekommt, kann alles ganz anders sein, als man es sich vorgestellt hat bzw. als man es von den Geschwisterkindern kennt.

Manchmal sind es aber auch eher die Randbedingungen, die anders sind als die frischgebackenen Eltern es sich ausgemalt oder gewünscht haben. Geburtshilfe ist nicht planbar. Die eine Mutter hatte vielleicht zwar die entspannte natürliche Geburt, die sie sich gewünscht hatte, fühlt sich aber dennoch niedergeschlagen und ausgelaugt. Die Andere fand sich ungeplant in der Situation, dass die Geburt mit einem Kaiserschnitt beendet wurde. Sie fühlt sich trotzdem euphorisch und glücklich, wird aber durch starke körperliche Beschwerden zurückgeworfen.

„In der Ruhe liegt die Kraft!"

Aber egal wie: Mama und Kind brauchen in den ersten Tagen und Wochen viel Ruhe. Auch die Mütter, die sich so gut und euphorisch fühlen als könnten sie Bäume ausreißen. Viel Ruhe heißt, auch in der Klinik

schon darauf zu achten, dass sich der Besuch in Grenzen hält. Es ist zwar sehr schön, dass sich alle mit euch freuen und am liebsten so schnell als möglich euer Baby bestaunen wollen. Aber es bedeutet Stress. Es mag positiver Stress sein, aber auch der strengt an: Mama, Papa und Kind. Die ersten Stunden und Tage sind eine intensive Zeit des Kennenlernens. Dein Baby lernt seine Familie kennen und du lernst dein Baby kennen. Nach der Entlassung aus dem Krankenhaus gilt dasselbe: Überlege, wer dir guttut und wie viel und wie oft Besuch dir und deinem Baby guttut. Du fragst dich vielleicht, was dies mit dem Stillen zu tun hat?
Alles was Stress bedeutet, macht das Stillen schwieriger und lenkt ab. Gerade in der ersten Zeit, wenn Mama, Papa und Baby sich aufeinander einstimmen und „sich verlieben", ist es wichtig, zumindest die Stressoren einzuschränken, auf die man Einfluss hat.
Nach und nach werdet ihr als Familie zu einem immer eingespielteren Team, und die alltäglichen Herausforderungen werden für euch zur Normalität.

Aber bis dahin, gönnt euch als Familie ein bisschen Zurückgezogenheit und gesteht euch zu, dass nicht alles perfekt läuft, weder in eurer neuen Rolle als Eltern noch im Haushalt.

Gut vorbereitet ist schon halb entspannt!

Diese gelassene Grundeinstellung kann man umso leichter zulassen, je besser alles vorbereitet ist. Damit ist nicht ein makellos eingerichtetes Kinderzimmer gemeint. Nein, gemeint sind die Dinge, die den Alltag erleichtern: Z.B. ein mit schnell und einfach zuzubereitenden Gerichten gefüllter Vorrats- oder Kühlschrank hilft zumindest, sich darüber für kurze Zeit keine Gedanken machen zu müssen. Es gibt sogar Anbieter, bei denen man einen solchen „Mutter-Verwöhn-Vorrat“ an eingeweckten Gerichten bestellen kann, wenn einem das selbst „auf Vorrat kochen“ nicht so liegt *(Gesund & Mutter siehe Seite 154)*. Genügend gewaschene Kleidung oder ein gut für die Erledigung dieser Dinge „angelernter“ Partner ist praktisch. Ein Hilfsnetzwerk von Freunden oder Großeltern ist zusätzlich wichtig.

Aber dieses Netzwerk ist nur dann wirklich hilfreich, wenn vor allem du als frischgebackene Mutter die Hilfe auch entspannt zulassen kannst. Das Wochenbett ist nicht die Zeit für Diskussionen über Haushaltsführung mit der eigenen Mutter oder der Schwiegermutter.
Sinn des Ganzen ist, dass Mama, Papa und Baby nicht gestresst sind und zusammen sein können.

Mache gerade auch bei den neuen Großeltern und anderen Angehörigen klipp und klar, dass Hilfe NICHT notwendigerweise bedeutet, das Neugeborene der Mutter abzunehmen.

Es geht darum, Mama und Kind soviel entspannte gemeinsame Zeit wie möglich zu ermöglichen, indem man ihr alles rundherum abnimmt: Einkaufen, Kochen, etc.

Zu diesem Hilfsnetzwerk gehört auch eine Nachsorgehebamme, die sich in den Startlöchern befindet, dir für Wochenbettbesuche zur Seite zu stehen und die du -idealer Weise- bereits vorher kennen gelernt hast. Sie kann auch als wertvolle Ansprechpartnerin dienen, wenn du Fragen und Unsicherheiten hast. Und dieser Fall wird eintreten, egal wie viele Kurse du besucht oder wie viele Bücher du gelesen hat, vor allem beim ersten Kind.

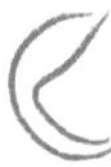

Nestbau: Anschaffungen fürs Stillen

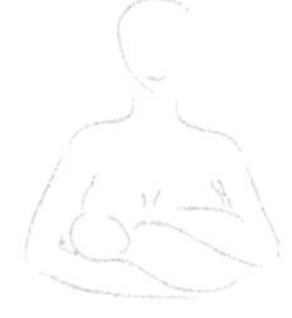

Grundsätzlich muss man nicht viel anschaffen, um auf das Stillen eines Babys vorbereitet zu sein. Die ganzen Babyausstatter, ob Ladengeschäfte, Kataloge oder Onlineshops suggerieren natürlich etwas anderes.

Wie bei allen Anschaffungen rund ums Baby empfehle ich auch bei den Anschaffungen rund ums Stillen, **nicht zu viel VOR der Geburt zu kaufen**. Bei vielen Dingen merkt man nämlich erst wenn es soweit ist, ob man sie haben möchte und ob sie Sinn machen oder einem wirklich den Babyalltag erleichtern oder nicht.

Still-BH

Einen oder besser mehrere gut sitzende Still-BHs sind für die erste Stillzeit auf jeden Fall zu empfehlen. Zum einen, weil es -gerade anfangs- für viele Frauen wichtig ist, einen sanften Halt zu haben (in den Tagen des Milcheinschusses kann dies selbst beim Schlafen sehr angenehm sein). Zum anderen, weil die Brust mit den unterschiedlichen Systemen von Still BHs leichter zu „erreichen" ist.

Ein schlecht sitzender, drückender oder vielleicht zu kleiner Still-BH kann allerdings sogar einen negativen Effekt haben.

Problem dabei: Es ist nicht einfach, vorher abzuschätzen, welche BH Größe man in der Stillzeit haben wird.

Darum ist es auch hier zu empfehlen, vor der Geburt noch nicht zu viele Still-BHs anzuschaffen, denn es könnte sein, dass sie entweder dann wenn es darauf ankommt nicht passen oder dass das jeweilige Verschlussystem an der Brust einem gar nicht zusagt.

Tipp: Vor der Geburt 1-2 sehr elastische Still-BHs bzw. Bustiers anschaffen, die am Ende der Schwangerschaft gut passen.

Solche sehr elastischen weichen Bustiers bieten auf Dauer bei Aktivitäten zwar nicht so starken Halt, sind aber für die ersten Tage sehr anpassungsfähig und bequem. Nach etwa 2-3 Wochen kannst du schon besser entscheiden, welcher BH dir zusagt und vor allem, welche Größe dir inzwischen passt.

Auch hier empfehle ich wieder, dir die BHs nach und nach anzuschaffen und bei einem neuen Modell erst einmal auszuprobieren, wie er sitzt und wie dir die Handhabung des Verschlusses gefällt.

Bei manchen Still-BH-Modellen ist ein sogenannter „Stillmerker" mit eingebaut. D.h. eine Möglichkeit sich zu merken, an welcher Seite man bei der letzten Mahlzeit aufgehört hat bzw. bei welcher Seite man beim nächsten Mal anfängt zu stillen. Diese kleinen Helfer sind auch einzeln erhältlich. Du kannst sie dann um den jeweiligen Träger knöpfen. Eine weitere Erinnerungshilfe könnte auch ein Armband sein, welches du wechselseitig links und rechts am Handgelenk tragen kannst. Natürlich kannst du versuchen dir die Seiten auch einfach so zu merken, ohne dass du hierfür Hilfsmittel benutzt.

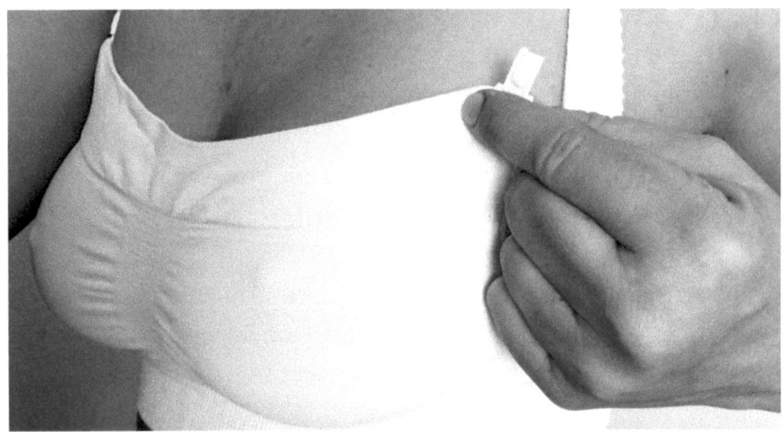

Stilleinlagen

Gerade in der anfänglichen Stillzeit kommt es öfters vor, dass zwischen den Stillmahlzeiten Milch ausläuft. Hierfür gibt es verschiedene Einwegstilleinlagen sowie waschbare Stilleinlagen unterschiedlicher Materialien und Fabrikate. Vor allem wenn oft und viel Milch ausläuft, funktionieren Einwegeinlagen wegen ihrer Plastikschicht häufig effizienter. Sie sind ähnlich konstruiert wie Einwegwindeln und saugen recht viel Flüssigkeit auf. Allerdings kann dies auch eine feuchte Umgebung verursachen, was wiederum deine Haut reizen kann. Waschbare Einlagen aus Wolle, Seide aber auch Baumwolle werden gerne bei empfindlichen Brustwarzen genutzt. Sie sind meist luftiger und je nach verwendetem Material wird ihnen heilende Wirkung nachgesagt. Auch bei den waschbaren Stilleinlagen gibt es Modelle mit einer flüssigkeitsundurchlässigen Schicht. Manche der mehrmals verwendbaren Stilleinlagen sind allerdings nur in der Handwäsche zu reinigen, was einen gewissen Aufwand bedeuten kann.
Bei allen Einlagen solltest du darauf achten, sie regelmäßig zu wechseln, so dass deine Brustwarzen nicht zu lange in einer feuchten Umgebung sind.

Stilloberteile

Um bequem zu stillen, benötigst du im Prinzip kein extra Stillshirt. Es klappt bei vielen „normalen“ Oberteilen, entweder den Ausschnitt herunter zu ziehen, eine Knopfleiste weit genug zu öffnen, oder das Shirt anzuheben um an deine Brust zu kommen. Hier gilt: Ausprobieren! Zusätzlich gibt es auch ein breites Angebot an speziellen Stillshirts mit den unterschiedlichsten Ausschnittkonstruktionen. Gerade beim Stillen in der Öffentlichkeit können diese Oberteile von Vorteil sein, besonders wenn du noch nicht so eingespielt und routiniert bist.

Um Mama und Baby auf Wunsch etwas zusätzliche Privatsphäre beim Stillen unterwegs zu verschaffen, eignen sich aber auch z.B. großzügige Halstücher oder spezielle Still-Schals, die entsprechend drapiert werden können.
Tipps für die ersten Ausflüge und zum Stillen unterwegs findest Du übrigens ab Seite 137

Blogbeitrag

STILLKISSEN ODER NICHT STILLKISSEN? DAS IST HIER DIE FRAGE!

Die klare Antwort „JEIN"! Nun gut so klar war das nicht, aber ich erläutere hier, wie du herausfinden kannst, ob die Unterstützung durch ein Stillkissen bei dir hilfreich wäre, oder ob du besser einem Sofakissen oder sogar am besten ohne Stillkissen zurechtkommst, mit einer Position in der Art des sogenannten „Natural Breastfeeding"/ natürlichen Stillens. Denn wie bei ganz vielen Dingen rund ums Stillen ist das mal wieder eine Sache, bei der es „darauf ankommt". Es ist auch etwas, das man am besten durch Ausprobieren entscheiden kann. Dieses Ausprobieren sollte idealerweise mit erfahrener Unterstützung geschehen.

NICHT ÜBERALL WO „STILLKISSEN" DRAUFSTEHT IST AUCH STILLKISSEN DRIN

Bei dem Begriff „Stillkissen", denken die meisten gleich an die U-förmigen meist mit Styroporkügelchen gefüllten Lagerungskissen, die es inzwischen von vielen Firmen und in den unterschiedlichsten Bezugdesigns gibt. Je nachdem, wie diese Kissen gefüllt sind, ist es aber meistens gar nicht so einfach, das Baby darauf zum Stillen stabil zu lagern, da diese Kissen mitunter leicht wegrutschen.

Ehrlich gesagt beobachte ich es sogar sehr häufig, dass die Babys zwischen diesem Stillkissen und der Mutter herunterrutschen. Aber weil dieses Ding nun mal unter der Bezeichnung „Stillkissen" verkauft wird, nehmen viele Frauen an, dass sie damit bestens ausgerüstet sind. Aber das ist ein Trugschluss! Diese Kissen sind eigentlich als Lagerungskissen entwickelt worden. Gerade zum Ende der Schwangerschaft hin, nutzen viele werdende Mütter diese Kissen gerne, um bequem auf der Seite zu liegen. Auch ein schlafendes Baby kann man tagsüber in ein „Nestchen" aus solch einem Kissen legen. Aber zur sinnvollen Unterstützung beim Stillen sind sie eher nicht so gut geeignet.
Es gibt Alternativen, die den Namen „Stillkissen" auch wirklich verdienen, denn sie geben festen Halt und lassen sich rutschsicher fixieren, z.B. das „My Brest Friend" Stillkissen *(Siehe Seite 154)*.
Mit einem mittelgroßen formbaren aber nicht zu weichen Kopfkissen oder Sofakissen kann man seinen Arm auch ganz gut abstützen. Gerade in Kombination mit beispielsweise der Armlehne eines Sessels oder Sofas reicht das oft aus.

EIN STILLKISSEN SOLL DIE STABILITÄT DER STILLPOSITION UNTERSTÜTZEN

Eine Empfehlung zur Position beim Anlegen ist:
Das Kind soll zur Brust (und nicht umgekehrt)
UND die Mutter sollte ihr Baby nicht aktiv halten müssen.
Und warum? Nun, eine instabile Stillposition, bei der das Baby beispielsweise immer nach unten rutscht kann zum einen die Entstehung wunder Brustwarzen begünstigen oder auslösen, denn wenn das Baby wegrutscht und die Brustwarze dabei nicht loslässt, ist automatisch mehr „Zug" auf der Brustwarze. Zusätzlich gelingt es dem Baby dann nicht mehr so einfach, viel Brustgewebe in den Mund zu nehmen und saugt vielleicht nur noch an der Spitze der Brustwarze. Dies kann zu Schmerzen und Verletzungen führen und außerdem dazu, dass die Brust nicht so effektiv entleert werden kann.

INSTABILITÄT VERURSACHT SCHMERZEN UND VERLETZUNG

Zum anderen versucht eine Mutter der das Baby beim Stillen immer wegrutscht meist, dies dadurch zu kompensieren, indem sie ihr Kind aktiv mit ihren Armen hält, also das Gewicht des Babys trägt. Dies wiederum kann zu schmerzhaften Verspannungen mit all ihren Folgen führen.

Das heißt, am besten ist bequeme Stabilität! Wie diese aber erreicht wird, ob dadurch, dass die Mutter selbst eine gute Position findet in der ihr Baby entspannt und ohne Kraftaufwand abstützen kann oder ob sie das mit Hilfe eines Sofakissens oder eben doch besser mit Hilfe eines Stillkissens am besten schafft, ist egal. Wichtig ist, dass die Mutter eine stabile, bequeme, entspannte und gute Position einnehmen kann, egal ob ohne Hilfsmittel oder mit Sofakissen oder speziellem Stillkissen.

UNTERSTÜTZUNG GERADE AM ANFANG

Gerade bei Müttern, die ihr erstes Baby bekommen haben, beobachte ich oft, dass sie einfach eine Weile benötigen, bis sie sich und ihr Baby in einer angenehmen Position „sortiert" haben. Das ist vollkommen normal und absolut verständlich, denn alles ist noch neu und ungewohnt. „So jetzt hätte ich am liebsten noch zwei zusätzliche Hände um das alles hinzubekommen!", ist etwas das Mütter bei den ersten Anlegeversuchen häufig denken oder äußern. Auch das ist ganz normal. Vor allem, wenn man als unerfahrene Mutter versucht „alles richtig" zu machen und den ganzen Tipps und Anweisungen der Hebamme oder der Wochenbettschwester zu folgen. Dabei kann einem nämlich rasch die Intuition und die Ruhe abhanden kommen, man verkrampft und vor lauter Bäumen (Tipps) sieht man den Wald nicht mehr. Das wäre dann eine Situation, in der es manchem Frauen helfen kann, eine sichere Unterstützung durch ein gut sitzendes Stillkissen (z.B. My Brest Friend) oder ein normales festes Kissen in passender Größe zu haben. Denn so ist das Baby bereits in einer guten Position und die Mutter kann sich besser auf das Handling des Anlegens konzentrieren.

NATÜRLICHES STILLEN STATT STILLKISSEN?

Ein Ansatz, der eine wunderbare Alternative zum „aufrechten Kampf mit der Schwerkraft“ ist, ist das sogenannte „Natürliche Stillen“ oder auch „Intuitive Anlegen“. **Hierbei werden die natürlichen, dem Baby angeborenen Instinkte und Reflexe zum Anlegen genutzt sowie auf ein Stillkissen verzichtet.**

Ein gesundes termingeborenes Neugeborenes hat die Fähigkeit, in Bauchlage auf dem Oberkörper der Mutter liegend die Brust selbst zu finden und sich quasi selbst anzulegen, wenn man es lässt. Dies wird oft direkt nach der Geburt bereits im Kreißsaal praktiziert. (Es gibt hierzu auch wunderschöne Videos, z.B auf YouTube) Man kann beobachten, wie das Baby sich mit dem Füßen geradezu abstößt und in kleinen Bewegungen in Richtung Brust „robbt“. Außerdem hebt es immer wieder den Kopf und sucht so die Brustwarze. Dabei helfen ihm nicht nur diese Reflexe, die es nutzt, sondern auch die dunklere Farbe der Brustwarze und der einzigartige Mama-Duft den diese verströmt.

Unter anderem die Hebamme Dr. Suzanne Colson aber auch Nancy Mohrbacher und Dr. Theresa Nesbitt beschrieben diese Art ein Baby anzulegen auch über diese Kreißsaalsituation hinaus. Die Mutter lehnt sich zum Anlegen in einer Art „Liegestuhlposition“ weit nach hinten und das Baby liegt bäuchlings (in unterschiedlichen Ausrichtungen) auf ihrem Oberkörper und legt sich sozusagen selbst an.

Die natürlichen Reflexe des Babys führen hierbei zu einem interessiertem, aktiven Verhalten und verbessern die Mund-Öffnung. Es ist oft so, dass die Kinder mit dieser Methode weniger mit dem Kiefer kneifen und das Trinken weniger schmerzhaft sein kann.

Auch kann es durch das Nutzen der kindlichen Reflexpunkte eine wirkungsvolle Maßnahme sein, ein sehr unruhiges Kind entspannter an die Brust zu bekommen. Meine IBCLC Kollegin Nancy Mohrbacher aus den USA hat hierzu einige Videos auf ihrem YouTube-Kanal veröffentlicht, die zeigen wie diese Positionen in der Praxis aussehen können.

Als ausschließliche und überall nutzbare Alternative zum Anlegen in einer der aufrechten oder liegenden Stillpositionen würde ich es zwar nicht einstufen. **Aber es ist eine wertvolle Möglichkeit gerade in den ersten Tagen und Wochen, die viele Vorteile haben kann.**
Es gibt Mutter-Kind-Paare, denen diese Art des Anlegens gerade auch in besonderen Situationen sehr angenehm ist und eine große Hilfe sein kann. Hier habe ich zum Beispiel bei Kindern mit zögerlicher Mundöffnung und daraus folgenden wunden Brustwarzen der Mutter gute Erfahrungen mit meinen Patientinnen gemacht.
Auf der anderen Seite können manche Mütter sich das natürliche oder auch intuitive Anlegen für ihren Alltag nicht so gut vorstellen oder fühlen sich nicht in jeder Situation wohl damit, auch das ist in Ordnung.
(Mehr Informationen zum „Natürlichen Stillen" ab Seite 62!)

ALSO NUN STILLKISSEN ODER NICHT?

Wenn du dich beim Stillstart mit „normalen" Kissen (Sofakissen, Kopfkissen) vielleicht auch in Verbindung mit der Armlehne eines Sessels oder Sofas nicht sicher und wohl genug fühlst, empfehle ich ganz klar ein gutes „echtes" Stillkissen wie z.B. das „MyBrestFriend-Kissen" *(siehe Bild rechts und Hinweis Seite 154)*. Von den U-förmigen „Styroporkügelchenkissen" rate ich jedoch eher ab.
Auch wenn in der weiteren Stillzeit das Einnehmen einer stabilen Stillposition weiterhin schwierig ist, oder wenn Probleme wie wunde Brustwarzen bestehen, kann es eine große Hilfe sein, ein „richtiges" Stillkissen zu nutzen. Erst recht natürlich in besonderen Konstellationen wie beim gleichzeitigen Stillen von Zwillingen.

IMMER WIEDER OHNE STILLKISSEN STILLEN

Dennoch ist es ratsam, wenn du auch immer wieder ausprobierst, ohne Stillkissen anzulegen. Denn z.B. unterwegs hat man normalerweise keines dabei.

Hilfreich und manchmal sehr angenehm ist es zusätzlich, wenn man bei einer aufrechten Stillposition, egal ob mit oder ohne Kissen, einen oder auch beide Füße leicht erhöht stellen kann, z.B auf einen kleinen Schemel.
Für Unterwegs kannst du dir auch ein provisorisches Kissen machen, indem du beispielsweise eine Jacke oder einen Pullover zu einer Rolle aufrollst bzw. zusammenfaltest.

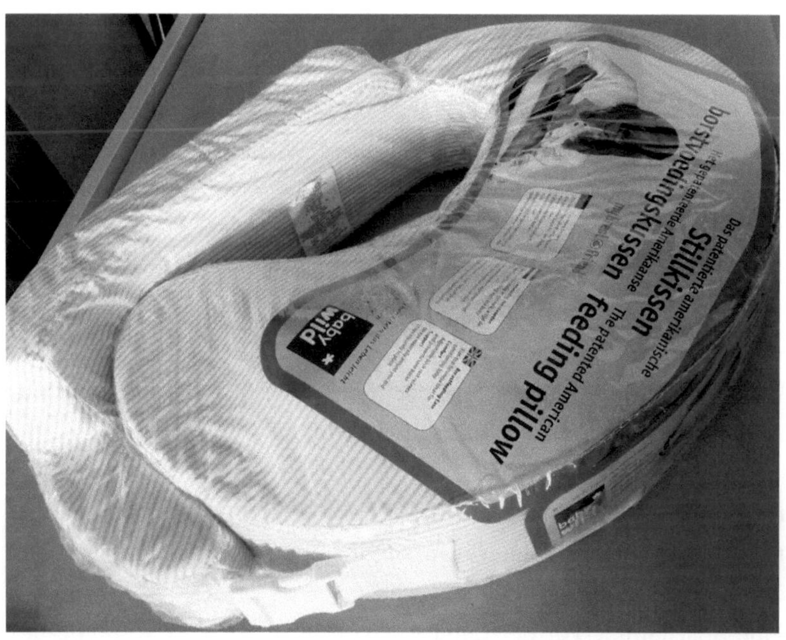

Brauche ich Schnuller, Fläschchen & Co?

Gerade in den ersten Tagen und Wochen nach der Geburt empfehle ich aus mehreren Gründen, **noch keinen Schnuller zu verwenden:**

- Wenn du von Anfang an einen Schnuller verwendest, kann es passieren, dass du **die zarten Hungerzeichen deines Babys nicht mitbekommst oder sozusagen „über sie hinwegtröstest“.** Das kann wiederum zur Folge haben, dass dein Baby nicht häufig genug trinkt und somit zu stark an Gewicht verliert bzw. nicht genügend an Gewicht zunimmt und auch deine Brust nicht ausreichend genug anregt. *(Mehr zu Hungerzeichen ab Seite 27)*

- Besonders während der ersten Tage und Wochen kann es außerdem zu einer sogenannten **Saugverwirrung** kommen. Das bedeutet, dass es für manche Babys schwer ist, zwischen unterschiedlichen Arten zu saugen hin und her zu wechseln. Beim Anlegen an die Brust zeigen sich dann Probleme, weil das Baby sich an ein anderes Saugmuster gewöhnt hat.

Wenn eure Stillbeziehung sich nach einiger Zeit gut eingespielt hat, sind die genannten Risiken nicht mehr ganz so groß.

Auch weiteres „Zubehör“ wie **Fläschchen oder Pumpe** empfehle ich, nicht bereits vor der Geburt „vorsorglich“ anzuschaffen sondern erst dann wenn man sie wirklich braucht.
Eine Anschaffung vor der Geburt macht nur dann Sinn, wenn du bereits genau weißt, dass du sie bald brauchen wirst, weil du beispielsweise sehr früh wieder anfängst zu arbeiten oder Ähnliches.

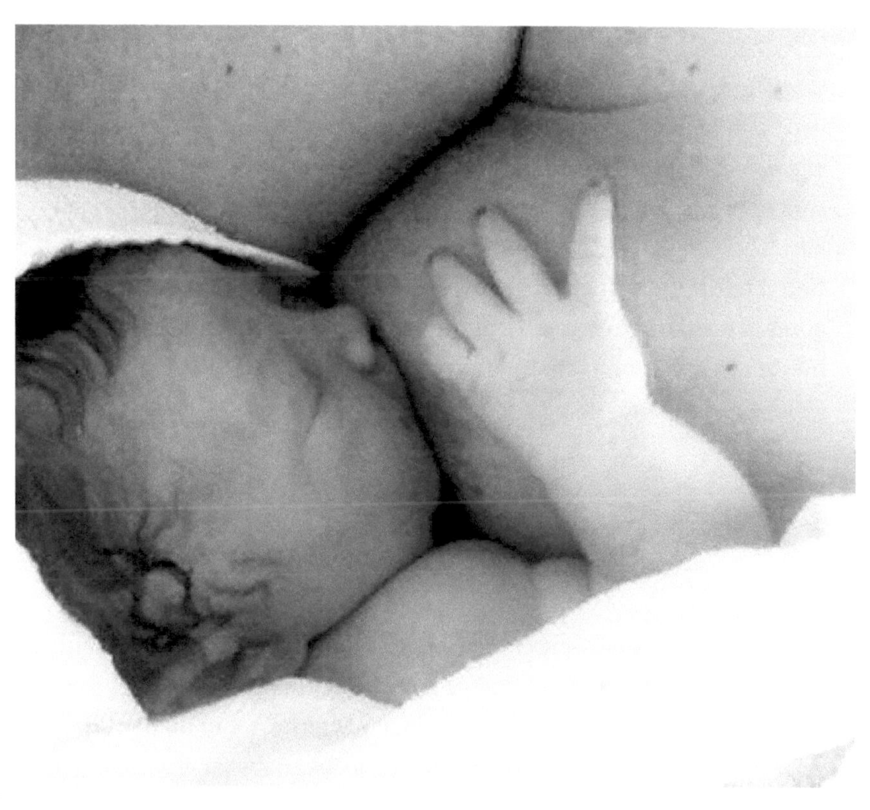

Und noch etwas...:

1. Sei und bleibe offen für das „Erlebnis Baby"!

Wenn du zu viele festgezurrte Vorstellungen davon hast, wie es sein wird mit deinem Baby, kannst du manche Momente nicht so genießen, wie diese es verdient hätten. Nur weil sie eben unerwartet gekommen sind oder nicht genau so passiert sind wie du es dir vorher ausgemalt hattest.

Geburtshilfe, das Leben mit Neugeborenen, Stillen, Kinder allgemein sind nur begrenzt „planbar" oder vorhersehbar, und das bleibt auch in den nächsten Jahren so.

2. Denke vor der Geburt aber trotzdem über deinen Stillwunsch etwas nach: „Warum möchte ich stillen und wie ist meine Einstellung dazu? Habe ich noch Fragen?"

Manchmal muss man erst einmal seine Gedanken etwas sortieren, um sich entspannt auf etwas einlassen zu können.

Möchtest du stillen, weil es dein eigener Wunsch ist und du der Überzeugung bist, dass der naturgegebene Weg dein Baby zu ernähren der beste ist? Wunderbar!

Oder hast du vielleicht doch aus irgend einem Grund Zweifel dass du das alles hinbekommst, aber dein Mann ist Feuer und Flamme für den Plan und du traust dich nicht, deine Bedenken zu äußern, weil du ihn nicht enttäuschen möchtest?

Oder ist es andersherum: Du bist vom Stillen überzeugt, aber z.B. deine Mutter versucht dir immer wieder Zweifel einzureden?

Oder du machst dir Sorgen um Randbedingungen, wie frühe Rückkehr in den Beruf oder eine chronische Erkrankung und dauerhafte Medikamenteneinnahme?

Hier gibt es so viele mögliche Konstellationen und Fragen wie es Menschen gibt. **Glücklicherweise gibt es auch genauso viele Lösungen und Antworten! Es ist hilfreich, sich zu überlegen, ob man eventuell noch irgendwelche Unklarheiten, Uneinigkeiten und Zweifel hat, die einem auf dem Herzen liegen.**

Wenn ja, hilft ein offenes Gespräch mit der Hebamme, einer Stillberaterin, einer Schwester auf der Wochenstation oder deinem Partner. Es hilft dir dabei, darüber im Klaren zu werden, was du wirklich möchtest bzw. was dir helfen könnte, entspannt zu stillen.

Dann kannst du wieder beruhigt zu Tipp 1 übergehen und dich gelassen und offen auf das „Abenteuer Baby“ und eine wunderbare Stillbeziehung freuen.

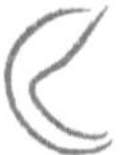

Eltern und Baby - unsterblich verliebt

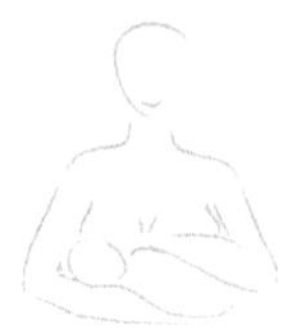

Egal unter welchen Umständen, es ist immer ein sehr besonderer Moment, wenn ein Baby geboren wird.
Was liegt näher, als diese ersten gemeinsamen Minuten und Stunden in vollen Zügen gemeinsam zu genießen? Nicht nur das gegenseitige Kennenlernen, sondern auch das Stillen profitiert davon, wenn Mutter und Baby so früh und so ungestört als möglich zusammen sein können. Die Situationen rund um die Geburt sind aber sehr unterschiedlich: Manche Babys werden ganz entspannt geboren, bei anderen ist es eine anstrengende und lange Geburt, die Mama und Kind ermüdet und wieder andere werden unter verschiedenen Vorzeichen per Kaiserschnitt auf die Welt gebracht.

Ganz gleich, wie die Randbedingungen einer Geburt waren, gilt immer: **Es ist für Mutter und Neugeborenes am besten, so früh und so ungestört wie möglich zusammen zu sein, Haut auf Haut zu kuscheln und anzulegen. Aber je nachdem, wie die Umstände der Geburt waren, ist der Zeitpunkt und die Art und Weise wie dies umgesetzt werden kann sehr unterschiedlich.**

Manche Babys können unmittelbar nach der Geburt schon auf dem Oberkörper der Mutter kuscheln, andere können dies erst mit etwas Verzögerung tun. Manchmal ist es Mama und Kind sogar erst einige Zeit später möglich, diesen intensiven Moment der Nähe, diese innige gegenseitige Begrüßung nachzuholen.
Wichtig ist, dass sie **überhaupt** Gelegenheit dazu bekommen sobald es die Situation für beide entspannt zulässt. Das kann in manchen Fällen eben auch erst einen Tag oder mehrere Tage später sein.

Das Kuscheln und die Hormone

Die Hormonkaskade, die mit Geburt der Plazenta ausgelöst wird, wird durch den Hautkontakt mit dem Baby, dessen Bewegungen, dessen Kontakt mit der Brust, aber auch schlicht dessen Anblick deutlich unterstützt. Das „Kuschelhormon“ Oxitocin unterstützt Mama und Kind (unter anderem) dabei, sich ineinander zu verlieben. Es ist wichtig, Mutter, Kind und auch dem Vater hierfür ausreichend Zeit zu geben.
Darum versuchen viele Kliniken inzwischen Aktivitäten wie Messen und Wiegen sowie eine eventuelle Nahtversorgung der Mutter möglichst erst **nach** ausgiebigem Kontakt von Mama und Kind und auch erst **nach** dem ersten Anlegen zu machen. Vielleicht ist es sogar zusätzlich möglich, die Erstuntersuchung U1 des Kindes auf dem Bauch der Mutter durchzuführen.

Diese intensive erste Zeit ist auch sehr wichtig für das Stillen.

Wenn die Randbedingungen stimmen ist es wunderschön, wenn man dem Kind die Möglichkeit geben kann, die Brust selbst zu finden. Beim Liegen auf Mamas Oberkörper kann es die Brust suchen, Kontakt aufnehmen, lecken und schließlich die Brust erfassen. Auf diese Weise schaffen es Babys es manchmal sogar, sich sozusagen selbst „anzulegen“.
Es kann aber auch gut sein, dass das Baby beim Anlegen Hilfe braucht.

(Zu diesem sogenannten „Breastcrawl“ gibt es eindrucksvolle Videos im Internet, die dieses intuitive Selbstanlegen von Babys direkt nach der Geburt zeigen. Eines davon habe ich auf meiner Homepage in dem Blogbeitrag „Mama und Baby unsterblich verliebt: Wie der Stillstart erfolgreich wird“ verlinkt: www.entspannt-stillen.de)

Dein Baby wird vielleicht nur wenige Tropfen Neugeborenenmilch trinken oder lediglich etwas an der Brustwarze schlecken, aber auch dies ist bereits sehr wertvoll. Nicht nur damit dein Baby Energie erhält, sondern ebenso für die Besiedelung des kindlichen Darms mit der gesunden „familieneigenen Darmflora".
Manche Kinder sind anfangs trotz allem zu erschöpft und schaffen es weniger gut, die Brust zu finden oder mögen manchmal noch gar nicht saugen. Aber gerade dann ist der Haut-auf-Haut Kontakt zur Mutter und deren Brust erst recht wichtig. Zum einen können sie sich so ausruhen und „Hunger holen", zum anderen hat allein die Berührung des kindlichen Mundes mit der Brustwarze oder ein „daran schlecken" schon positive Auswirkung.

Schwieriger Start? Hol die Begrüßung nach!

Wenn beispielsweise wegen allgemeiner Randbedingungen oder wegen eines Notfalls für Mama und Kind diese intensive erste Zeit nicht möglich war, **so merkt man manchmal Mutter und Kind an, dass ihnen dies fehlt.** Beide fühlen sich sozusagen noch nicht „angekommen". Dies kann sich auf unterschiedliche Weise zeigen: Manche Neugeborene sind sehr unruhig, andere ziehen sich quasi zurück und schlafen erst einmal. Und auch beim Stillen kann es zu Problemen kommen. *(Siehe dazu auch ab Seite 75)*

Mütter die von ihrem Geburtserlebnis überrumpelt wurden oder die dies sogar als traumatisch empfunden haben, fühlen sich manchmal einfach „leer". Vielleicht können sie auch das was ihnen auf dem Herzen liegt selbst noch gar nicht in Worte fassen und versuchen erst mal einfach „zu funktionieren" und „gute Miene zum bösen Spiel" zu machen. Aber selbst wenn sie es sich nicht eingestehen wollen, macht ihnen das Erlebte (oder auch die nicht erlebte Wunschgeburt)

manchmal so zu schaffen, dass darunter unter anderem die Kennenlernphase mit dem Neugeborenen und auch das Stillen leidet.
Diese wichtige Begrüßung lässt sich -wenn die Mama sich dies wünscht- zumindest teilweise nachholen. Zum Beispiel können Mutter und Kind schlicht durch viel ungestörten Hautkontakt nach und nach besser gemeinsam „ankommen".

Auch ein sogenanntes **„Bondingbad" nach Brigitte Meissner** *(siehe Büchertipps Seite ab 151)* kann helfen, verpasste erste gemeinsame Momente quasi symbolisch nachzuholen und Trauer über beispielsweise ein fehlendes positives Geburtserlebnis zu verarbeiten und hinter sich zu lassen.
Gerade auch, wenn Mama und Kind lange auf diese innige Kennenlernphase verzichten mussten oder diese immer wieder unterbrochen werden musste weil zunächst eine medizinische Behandlung von Mutter oder Kind im Vordergrund stand, können ein solches Bondingbad, aber auch andere Ansätze Mutter und Kind helfen, diese Phase abzuschließen.

Frage hierzu deine Hebamme oder Stillberaterin, ob dieses oder ein ähnliches Ritual für dich und dein Baby sinnvoll sein kann. **Sie kann dir entweder dabei helfen, die Bindung zu deinem Baby durch ein solches Ritual zu verbessern oder weiß Rat, an wen du sich hierfür wenden kannst oder welche Hilfen es außerdem in deiner Nähe für solche Situationen gibt.**

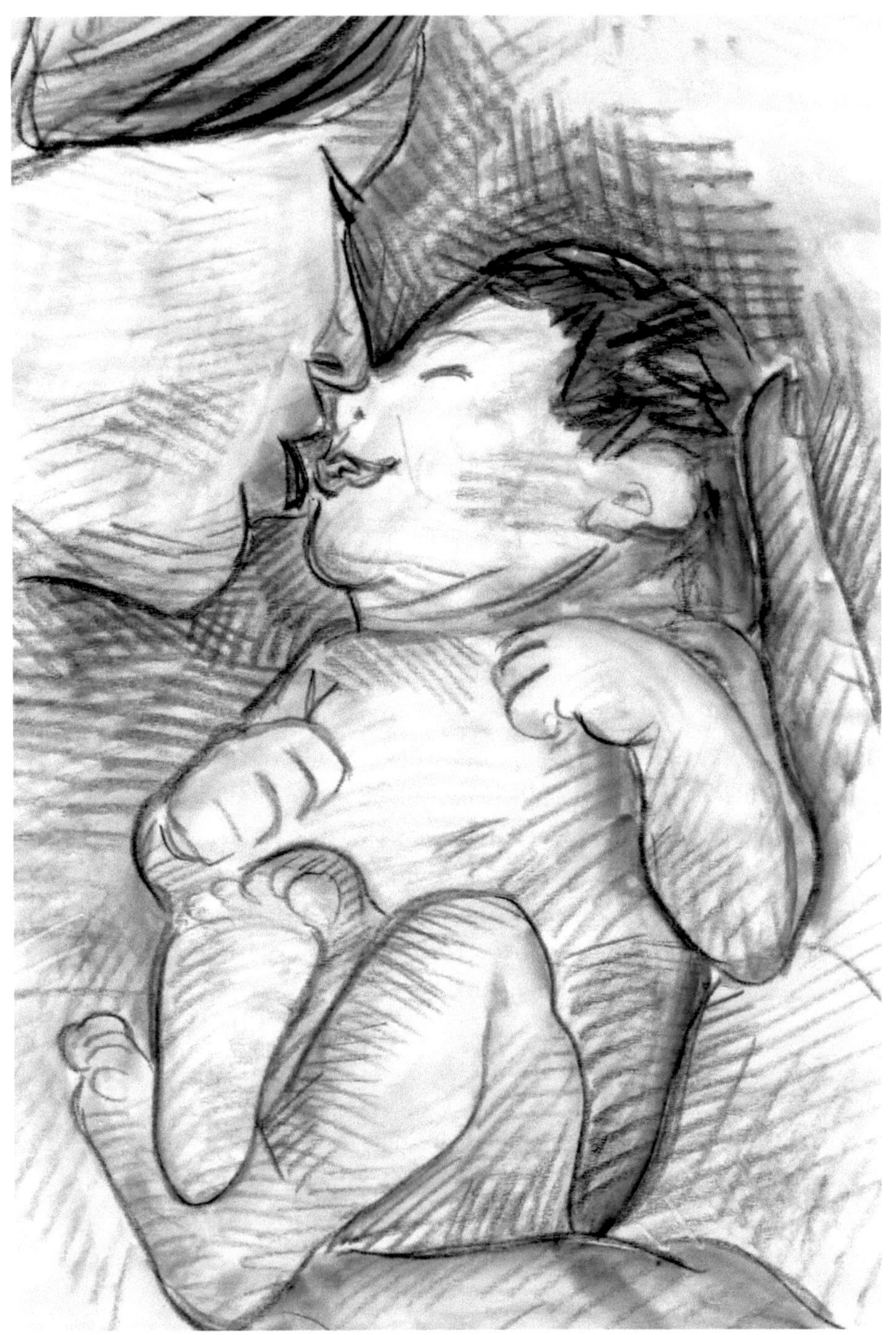

Hallo Baby, lass uns stillen

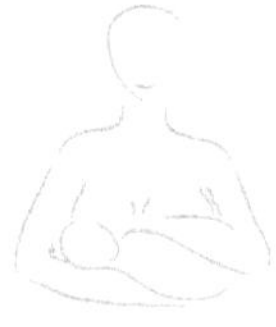

Wertvolle Neugeborenenmilch

Wenn man frischgebackene Mütter beim ersten Anlegen begleitet, so bekommt man oft einen zweifelnden Blick zugeworfen und die Mutter sagt verunsichert: „Aber da ist doch noch gar nichts?"
„Im Gegenteil!", ist dann meine Antwort. „Natürlich ist da schon etwas, sogar etwas sehr wertvolles und in genau der richtigen Menge!"
Während der Schwangerschaft fahren die Hormone nicht nur wegen des heranwachsenden Babys manchmal Achterbahn. Der Körper jeder Schwangeren bereitet sich, sozusagen nebenher, auch auf die Zeit nach der Geburt vor, in der das Baby Muttermilch braucht.

Das heißt in deiner Brust bildet sich in der Schwangerschaft bereits die wertvolle Neugeborenenmilch, das Kolostrum.

Wenn dein Neugeborenes also in den ersten Stunden und Tagen an deiner Brust trinkt, so steht diese erste Mahlzeit nicht nur bereit, sondern **ist in idealer Weise auf dein Baby abgestimmt, in Menge wie auch in der Zusammensetzung.** Kolostrum ist reich an Immunglobulinen welche das noch untrainierte Immunsystem des Neugeborenen unterstützen. Der kindliche Darm wird durch dieses Kolostrum optimal mit förderlichen Bakterien „besiedelt" und erhält Hilfe bei der weiteren Reifung. Kolostrum wirkt außerdem anregend auf die Darmtätigkeit deines Neugeborenen und erleichtert die Ausscheidung des ersten Stuhlgangs, des sogenannten Mekoniums (wegen der tiefgrünen fast schwarzen Farbe auch Kindspech genannt). Zusätzlich ist die Zusammensetzung leicht verdaulich, der Eiweißgehalt ist höher als in „reifer" Muttermilch, Fett und Kohlehydrate sind im Vergleich zu reifer Muttermilch anteilsweise weniger. Gerade den Fakt, dass sie bereits bei den ersten Anlegeversuchen genügend Neugeborenenmilch in ihrer Brust haben zweifeln viele Frauen aber leider an (zu unrecht!). Und die Vorstellungen davon wieviel ein Neugeborenes in den ersten Stunden trinkt, sind auch meist überzogen.

Der Magen eines wenige Stunden alten Babys ist jedoch nicht größer als etwa eine Kirsche. **Entsprechend ist die Trinkmenge am ersten Tag pro Mahlzeit durchschnittlich etwa 7ml (zwischen 2-14ml).**

Da die Neugeborenenmilch, das Kolostrum, wie beschrieben sehr leicht verdaulich ist und Magen und Darm recht rasch durchläuft, **ist es gut, wenn ein Neugeborenes häufige kleine Mahlzeiten** zu sich nimmt. Das ist für dessen Verdauungssystem gut und regt gleichzeitig die Milchproduktion der Mutter wunderbar an.

Mitverantwortlich für die Befürchtung mancher Mütter, in den ersten Tagen nicht genug Milch zu haben ist, bestimmt auch der **Begriff „Milcheinschuss" für die anfängliche Schwellung der Brust.**
Diese kommt normalerweise so etwa ab dem 3. Tag nach der Geburt zum Tragen.

Übergang zur reifen Muttermilch- Der „Milcheinschuss"

Dieser missverständliche Begriff hört sich ein wenig danach an, als wäre zu diesem Zeitpunkt plötzlich Milch da, die vorher noch nicht da war. Die deutlich merkbare Schwellung kommt aber in Wahrheit **nicht ausschließlich** von der sich nach und nach in der Menge steigernden Muttermilch. Der andere Teil der Schwellung kommt z.B. durch die gesteigerte Durchblutung und angestaute Lymphflüssigkeit.

Der Übergang zwischen der goldgelben manchmal etwas dickflüssigen Neugeborenenmilch, dem Kolostrum, zur „reifen Muttermilch“ ist fließend.

Wenn das Baby nach Bedarf stillen darf, das heißt es trinken darf wann es möchte und so lange es möchte, so steigert sich die Milchmenge der Mutter quasi gleichzeitig mit der Erhöhung der Kapazität des Babymagens.

Etwa so groß ist ein Neugeborenenmagen am:

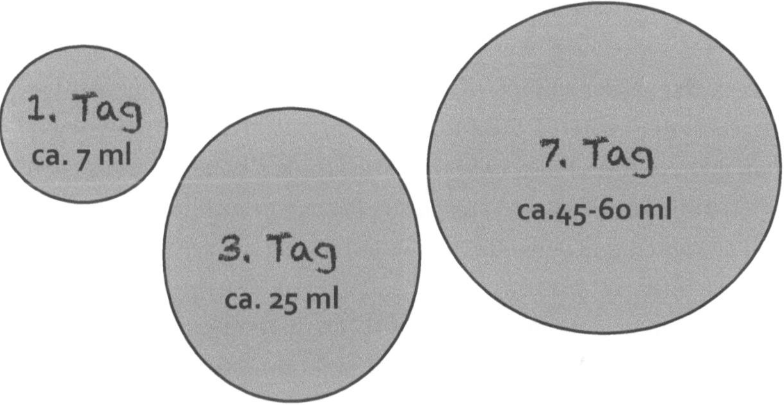

Angebot und Nachfrage

Nicht nur in den ersten Stunden und Tagen ist die Milchmenge auf das Baby abgestimmt. **Wunderbarerweise passt sich die Milchmenge über die ganze Stillzeit an den Bedarf des Babys an.** Das heißt, es wird soviel Milch von der Brust produziert, wie dein Baby trinkt. Darum möchte ein Baby auch manchmal öfter als sonst stillen. Damit regt es die Brust an, mehr Milch zu bilden. Dies funktioniert so reibungslos allerdings nur, wenn Dein Baby auch wirklich nach Bedarf stillen darf.

Stillen nach Bedarf

Gesunde termingeborene Neugeborene sollen gestillt werden, wann, wie oft und wie lange sie wollen.

In den ersten Stunden soll die Brust dem Baby nicht nur **so früh als möglich** (idealerweise innerhalb der ersten Stunde), sondern ruhig auch **sehr häufig, also alle 1-2 Stunden** angeboten werden. Wenn es zunächst noch nicht trinken will oder noch nicht viel trinken möchte, ist dies nicht so schlimm. Wichtig ist aber, dass es Kontakt zur Brust aufnehmen kann, auch wenn es nur etwas daran schleckt. Für die Anregung deiner Milchbildung wäre es wünschenswert, dass deine Brust **innerhalb der ersten 6 Stunden nach der Geburt stimuliert wird**. Wenn dein Neugeborenes bis dahin nicht trinken möchte oder es von der Situation her nicht geht anzulegen, kannst du auch Kolostrum von Hand gewinnen und deine Brust auf diese Weise zusätzlich anregen.

Allgemein ist es gut, wenn sich die Mahlzeiten danach so einpendeln, dass das Baby mindestens 8-12 mal innerhalb 24h trinkt.

Wenn sich diese Stillmahlzeiten gleichmäßig verteilen, wäre das spätestens alle 2-3 Stunden. **Allerdings ist ein solch gleichmäßiges Schema eher ungewöhnlich.** Manchmal möchten Babys sehr oft nacheinander trinken und machen danach dann vielleicht auch wieder eine etwas längere Pause von mehr als 3 Stunden.

Diese Häufung von Mahlzeiten ist ganz normal, oft auch am Abend. Man nennt dies „Clusterfeeding" *(Siehe auch Beitrag ab Seite 35)***.**

Auch wie lange ein Baby an der Brust trinkt, soll es selbst entscheiden.

Dein Baby darf erst an der einen Seite trinken, bis es dort fertig ist, und dann darf es noch an der anderen Seite so lange trinken, bis es satt ist, bzw. nicht mehr möchte.

Manche Kinder haben während des Milcheinschusses, aber auch zu anderen Zeiten, Phasen in denen sie mit dem Trinken an nur einer Seite bereits zufrieden sind. Wenn dein Baby damit tatsächlich zufrieden ist (und das Gewicht und Gesamtbild stimmt), ist auch das in Ordnung. Biete ihm aber dennoch immer wieder auch die zweite Seite an.

Es hört sich zwar einfach an, aber manchmal ist es ganz schön schwierig zu wissen, wann ein Baby mit seiner Mahlzeit fertig ist. Das hängt auch mit dem Temperament jedes einzelnen Kindes zusammen. Das eine Baby ist eher ein gemütlicher Genießer, das andere trinkt zügig und vielleicht sogar hastig.

Exakte Zeitangaben zu machen, wie lange ein Kind pro Brust trinken sollte, ist darum sehr schwierig und eigentlich unmöglich.
Ein alter Merksatz heißt deshalb:

„Nach dem Kind, nicht nach der Uhr stillen!"

Das stimmt zwar, macht aber gerade unerfahrene Eltern oft unsicher, solange sie noch nicht geübt darin sind, die Zeichen des Babys zu lesen.
(Die Stillzeichen und die Sättigungszeichen findest du ab Seite 27)
Als grobe Richtschnur lässt sich deshalb sagen, dass du wenn dein Baby regelmäßig deutlich länger oder viel kürzer als etwa 10-15 Minuten pro Seite trinkt, du sicherheitshalber **deine Hebamme oder Stillberaterin um Hilfe bei der Einschätzung bitten solltest**. Vielleicht ist dein Baby wirklich einfach nur ein geruhsamer Genießer

und braucht seine Zeit oder aber es ist ein „Schnelltrinker" der tatsächlich so rasch fertig ist.
Vielleicht ist dein Baby aber auch keiner von diesen beiden „Trinktypen" und es fällt ihm wirklich schwer, die Brust effektiv zu entleeren.
Dann braucht ihr Zwei noch etwas mehr Unterstützung.

Und auch ganz allgemein: Um einschätzen zu lernen ob dein Baby gut, effektiv und ausreichend trinkt, ist es gerade in den ersten Stunden und Tagen wichtig, dass dir immer wieder einmal eine erfahrene Hebamme, Stillberaterin oder Schwester auf der Wochenstation bei der Stillmahlzeit zuschaut. Sie kann dir und deinem Baby mit kleinen Tipps dabei helfen, dass du dich zunehmend sicherer fühlst bei der Einschätzung. So wird das Stillen bald zur Selbstverständlichkeit.

Stillzeichen- Wann ist mein Baby hungrig?

Danach gefragt wann ein Baby hungrig ist, würden vermutlich die Meisten antworten: „Ein Baby hat Hunger wenn es weint!"
Weinen ist aber erst ein sehr spätes Hungerzeichen! Ein Baby fängt erst dann an zu weinen, wenn alle anderen subtileren Zeichen versagt haben und es befürchtet, dass sein Bedürfnis nicht erkannt wird.
Wenn ihr von Anfang an viel gemeinsame Zeit mit eurem Baby verbringt, fällt es euch rasch immer leichter, diese kleinen Signale zu „lesen" und darauf einzugehen.

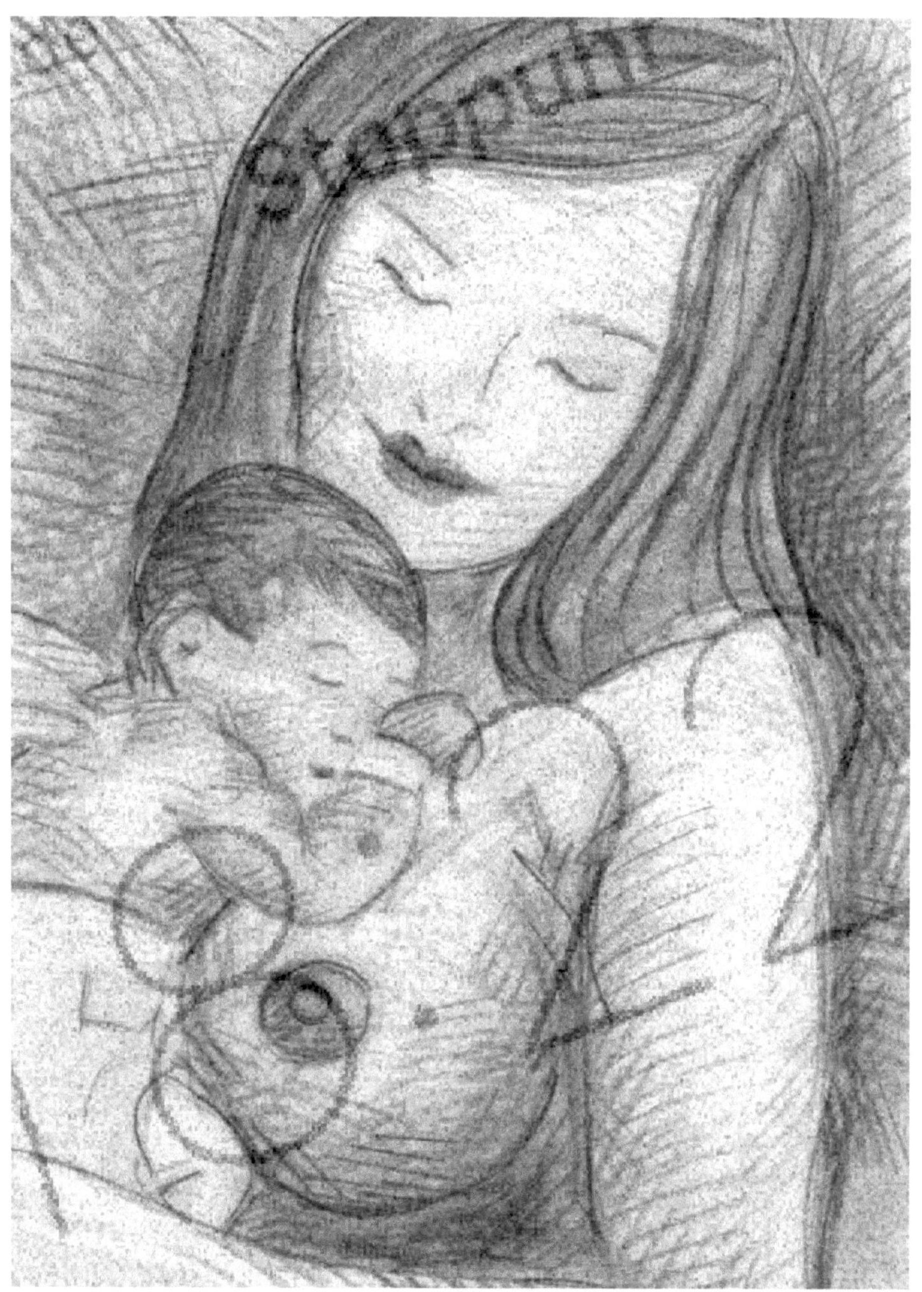

Stillzeichen/ Hungerzeichen:

- Dein Baby **wacht auf und ist aufmerksam**
- Es dreht seinen Kopf rasch hin und her
- Dein Baby zeigt den **Suchreflex, Rootingreflex**
- Es hat **angespannte geballte Fäustchen**
- Dein Baby **schmatzt und/oder leckt** mit Zunge
- Es gibt glucksende Laute von sich
- Dein Baby **bewegt Arme und Beine (Strampeln)**
- Es **leckt und saugt an Fingern/Fäustchen**
- **-> Weinen ist ein spätes Hungerzeichen!**

- **Also: Biete deinem Baby ruhig einfach immer wieder die Brust an, wenn es wach und aufmerksam ist!**

Ganz wichtig hierbei:

Das Reagieren auf feine Signale des Babys und das Erkennen und Erfüllen von dessen Bedürfnissen ist in keinster Weise gleichbedeutend mit „Verwöhnen", ganz im Gegenteil!

Beim Kind stärkt die Tatsache dass seine Bedürfnisse rasch erkannt und befriedigt werden Urvertrauen und Zufriedenheit. Dein Baby ist ruhiger, denn es hat die Sicherheit zu wissen, dass wenn es Angst, Hunger oder ein anderes Bedürfnis hat, es nicht erst lange schreien muss, bis jemand auf seine Signale oder Hilferufe reagiert.

Sättigungszeichen - Wann trinkt mein Baby gut, wann ist mein Baby satt?

Ähnlich den sogenannten „Stillzeichen“ gibt es auch eine Reihe von Anhaltspunkten, die darauf hinweisen können, dass dein Baby gut getrunken hat und nun satt ist. Nach und nach wirst du diese immer besser interpretieren können. Aber deine Hebamme, die Krankenschwester auf der Wochenstation oder deine Stillberaterin helfen dir zusätzlich dabei diese Zeichen erkennen zu lernen.

Signale die zeigen können, dass dein Baby gut trinkt bzw. gut getrunken hat und nun satt ist

- Dein Baby **schluckt hörbar** und hat einen guten Saugrhythmus (kleinere Pausen sind hierbei normal)
- Es ist Milch im Mund deines Kindes und an der Brust sichtbar
- Hände (geballte Fäustchen) und Beine deines Babys entspannen sich
- Dein Baby saugt und schluckt nach einiger Zeit seltener, die Pausen werden größer oder es lässt deine Brust von selbst los
- Dein Kind zeigt keine der frühen Hungerzeichen mehr
- Dein Baby schläft ein, nachdem es zuvor gut getrunken hat

Mögliche Zeichen für gutes Trinken des Babys bei dir

- Deine andere Brust tropft während der Mahlzeit (Zeichen für ausgelösten Milchspendereflex)
- Du empfindest Nachwehen, Verstärkung vorhandener Nachwehen, merkst verstärkten Wochenfluss
- Du fühlst dich schläfrig
- Du verspürst ein Durstgefühl
- Deine Brüste fühlen sich nach dem Stillen entlastet an (gilt ab ca. 3. Tag, bzw. sobald du den „Milcheinschuss“ hattest)

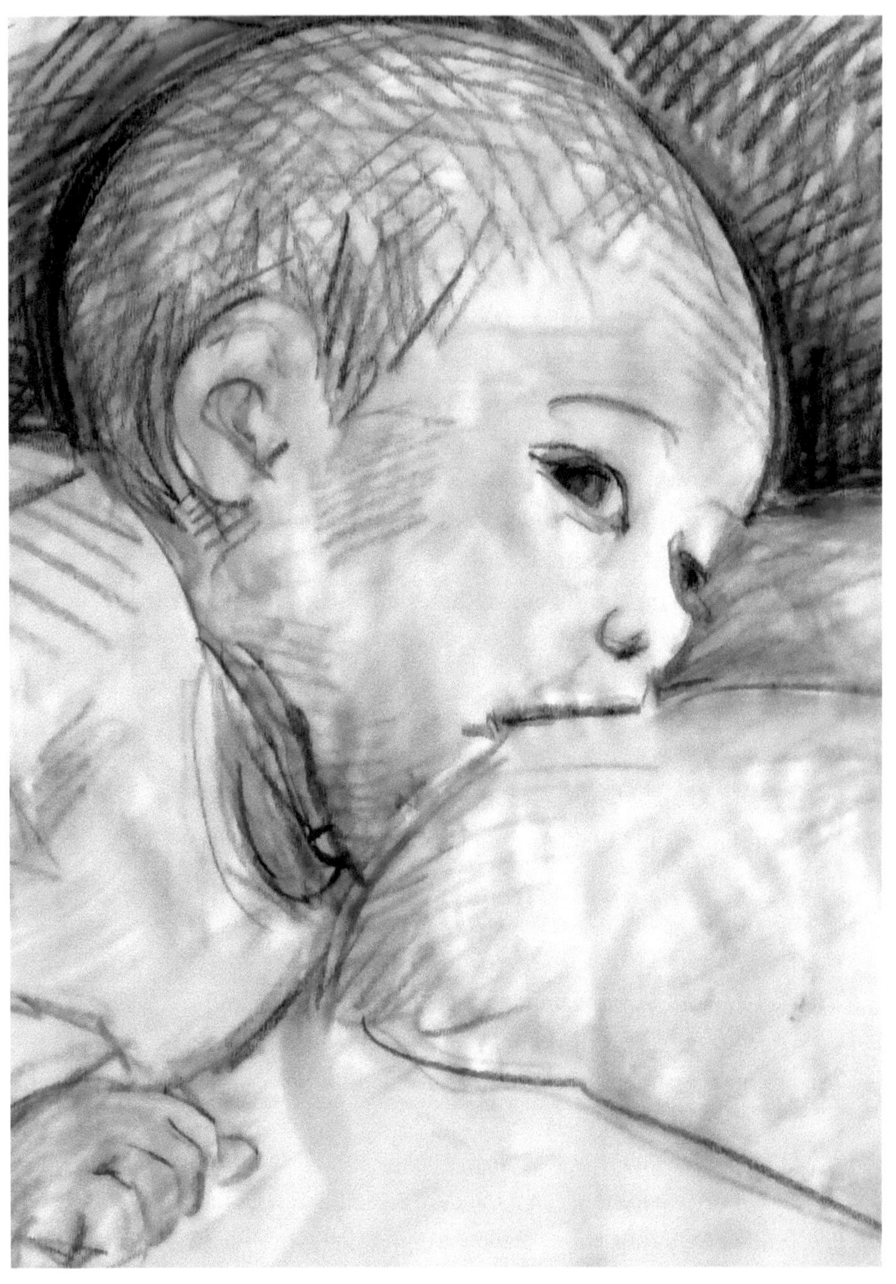

Der Milchspendereflex, so fließt deine Milch

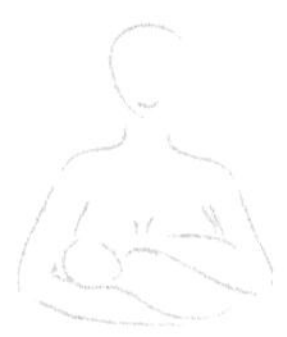

In der Aufzählung zu den Anzeichen dafür, dass dein Baby effizient und gut an der Brust trinkt, hast du den Begiff Milchspendereflex gerade bereits gelesen. Aber was steckt eigentlich dahinter?

Dein Baby und du, ihr arbeitet beim Stillen sozusagen zusammen. Dein Kind erfasst zwar die Brust mit seinem Mund und saugt daran und saugt zu einem gewissen Teil auch die Milch „aus der Brust heraus". Gerade bei den ersten Mahlzeiten, sprich in den ersten Stunden und Tagen wenn hauptsächlich Kolostrum/ Neugeborenenmilch in deiner Brust ist, läuft es eher so ab. Aber bald schon braucht es das Zusammenspiel zwischen deinem Baby und dir bzw. deiner Brust, damit dein Baby die vorhandene Milch bestmöglich trinken kann.

Wenn du dein Baby an die Brust anlegst, saugt es nicht nur daran, sondern stimuliert auch deine Brust: Durch das in die Länge ziehen der Brustwarze, durch die Berührungsreize des Mundes aber auch der Händchen deines Kindes und selbst der bloße Anblick deines Babys setzt für deinen Körper den Startschuß für den sogenannten Milchspendereflex. Denn all diese Reize (Saugen, Berührung, Anblick deines Babys) veranlassen deinen Körper, das **Hormon Oxitocin** frei zu setzen. Oxitocin ist zum einen das sogenannte „Liebeshormon" (du schaust dein Baby verliebt an) aber es ist dir vielleicht noch von der Geburt her auch als Wehenhormon bekannt. Denn es sorgt auch dafür, dass sich bestimmte Muskeln zusammenziehen. Bei der Geburt war das deine Gebärmutter. Nun beim Stillen wirkt das Oxitocin auch auf die kleinen von muskelähnlichen Zellen umgebenen Strukturen im Brustdrüsengewebe aus und hilft so, die Milch sozusagen „herauszuspritzen".

Das heißt du und dein Säugling, ihr arbeitet Hand in Hand: Dein Kind saugt deine Milch und du „spritzt" sie ihm sozusagen entgegen. Einen solchen Milchspendereflex gibt es mehrfach pro Stillmahlzeit (unterschiedlich häufig so zwischen 2-5 Mal).

Man kann sich dies wie eine Art Wellenbewegung vorstellen: Anfangs braucht es etwas Zeit, bis der erste Milchspendereflex ausgelöst wird. Dieser ist meist der stärkste der Mahlzeit. Dann flaut der Milchfluß wieder etwas ab um nach kurzem erneut wieder stärker zu werden.
An deinem Baby kannst du parallel dazu beobachten, dass es mal häufiger und stärker schluckt und zwischendurch aber auch Phasen hat in denen es mehr Pausen zwischen dem Trinken macht.

Manche Mütter spüren den Milchspendereflex durch ein leichtes „Kribbeln in der Brust".

Je besser du und dein Baby eingespielt seid, desto „trainierter" ist auch dieser „Milch-Loslass-Reflex" (im Englischen heißt es „Let-Down-Reflex").
Es kann sogar sein, dass zwischen den Stillmahlzeiten bereits der Anblick deines (oder sogar „irgendeines") Kindes genügt, dass dein Körper genügend Oxitocin ausschüttet, und dass deine Brust anfängt zu kribbeln und vielleicht sogar deine Milch anfängt zu tropfen.

In den ersten Tagen nach der Geburt bekommst du außerdem manchmal zu spüren, dass Oxitocin nicht nur für den Milchfluß gut ist sondern eben auch ein Wehenhormon ist: **Wenn der Milchspendereflex in dieser Zeit ausgelöst wird, löst das Oxitocin häufig auch Nachwehen aus.** Diese sind zwar sehr gut für deine Rückbildung und ein prima Zeichen dafür, dass dein Baby deine Brust gut stimuliert, sie können aber auch recht unangenehm sein.

Stress und Schmerz stören den Milchfluss

So faszinierend dieser Mechanismus mit dem Milchfluß ist, so störanfällig kann er auch manchmal sein. Denn alles was dir Stress verursacht oder dir weh tut, löst Hormone aus welche die Gegenspieler (unter anderem) von Oxitocin sind.

Sprich, alles was dich stresst und/oder dir Schmerzen bereitet kann dafür sorgen, dass deine Milch nicht so rasch anfängt zu fließen, nur wenig fließt oder sogar für den Moment gar nicht ins fließen kommt.

Genauso verhält es sich wenn du Schmerzen hast, sei es durch eine Geburtsverletzung, durch eine Kaiserschnittnaht oder aber auch durch die Schmerzerwartung, wenn deine Brustwarzen gereizt oder wund sind und du dich schon vor dem ersten Ansaugen deines Babys fürchtest. In all diesen Fällen sprichst du am besten mit deiner Hebamme oder Stillberaterin über die Situation.

Wenn du noch auf der Wochenstation bist, sag auf jeden Fall den Wochenbettschwestern Bescheid, wenn du Schmerzen wegen Nachwehen oder an deiner Naht hast. Es gibt eine Auswahl von Schmerzmitteln welche du in diesen Fällen nehmen kannst welche stillverträglich sind.

WARUM DEIN BABY MANCHMAL STÄNDIG STILLEN MÖCHTE UND WIE DU DAMIT UMGEHEN KANNST

„Den ganzen Tag über klappt es eigentlich ganz gut, aber gegen Abend habe ich das Gefühl, dass mein Baby nur noch trinken möchte. Und wenn es kurz zufrieden war, so will es nach 10 oder 15 Minuten schon wieder Trinken und das für eine oder zwei Stunden, was mache ich falsch?" Kommt dir diese Szene bekannt vor?
Mütter bei denen es (vielleicht auch erst seit kurzem) Abends so zugeht, haben oft das Gefühl, dass „irgendetwas nicht stimmt" oder sie etwas falsch machen oder sie zu wenig Milch haben und die Gedanken beginnen zu kreisen. Die gute Nachricht vorweg: Ihr seid nicht allein! Solche Phasen erleben nahezu alle Eltern junger Säuglinge.
Die „schlechte" Nachricht: Dieses Verhalten eures Babys ist sogar ganz normal! Das heißt, euer Baby macht das weder weil ihr etwas falsch macht, noch weil es euch ärgern will.
Es möchte manchmal einfach oft stillen, das ist normal.

CLUSTERFEEDING IST NORMAL

Die Sache mit diesen Phasen des „ständig Trinken wollens" hat sogar einen Namen, sie wird „Clusterfeeding" genannt. Ein englischsprachiger Begriff der beschreibt wofür er steht: „Cluster" steht für „Häufung" oder auch „Ansammlung" und „Feeding" für Mahlzeiten. Eine Häufung an Mahlzeiten also.
Leider sind die meisten Mütter eher überrascht, wenn ihr Baby bereits kurz nach der Mahlzeit schon wieder trinken möchte. Wenn wir uns die Empfehlung bezüglich der Anzahl der Mahlzeiten ansehen, die gängigerweise von uns Stillberaterinnen gegeben wird, so wirst du feststellen, dass bei der Angabe von „mindestens 8-12 Mahlzeiten innerhalb 24 Stunden" durchaus Spielraum dafür ist, dass auch einmal

5 Mahlzeiten in 1,5 Stunden passen. Ebenso passt es zur gleichen Empfehlung, dass das Baby danach dann jedoch längere Zeit schläft.

Wenn man die Muster der Stillmahlzeiten von Müttern und Babys von Naturvölkern betrachtet, wie beispielsweise Hewitt in North Fore, Papua Neu Guinea, findet man verteilt über 24 Stunden Bilder wie die folgenden. Wichtig dabei auch, die Verteilung der Mahlzeiten unterscheidet sich von Tag zu Tag:

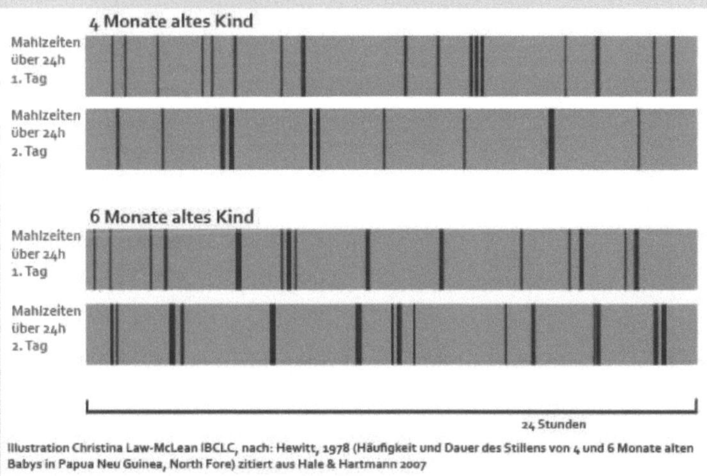

Illustration Christina Law-McLean IBCLC, nach: Hewitt, 1978 (Häufigkeit und Dauer des Stillens von 4 und 6 Monate alten Babys in Papua Neu Guinea, North Fore) zitiert aus Hale & Hartmann 2007

Also kein gleichmäßig über den Tag verteiltes 2, 3 oder gar 4 stündiges Schema! Und: Es stört die Mütter kein Bisschen, sie finden das ganz normal. Ich wage sogar zu vermuten, dass sie ganz besorgt wären, wenn ein Baby lediglich alle 4 Stunden trinken wollen würde. Danach gefragt wie oft und wie lange ihr Baby trinkt könnten diese Mütter höchstwahrscheinlich überhaupt gar keine Antwort geben, außer vielleicht „es darf trinken wann es möchte", denn sie tragen es immer bei sich und sobald es trinken möchte, trinkt es eben.
Das Ganze in Zahlen oder Regeln zu packen erscheint Müttern in Papua Neu Guinea vermutlich schlichtweg absurd.

WARUM MACHEN BABYS DAS?

Ganz klar, wir sind kein Naturvolk und in unserem Alltag gibt es ganz andere Randbedingungen. Aber ich habe in der Überschrift versprochen, dass ich dir erkläre WARUM dein Baby manchmal einfach öfters trinken möchte.

Das eben Beschriebene ist einer der Gründe: Babys sind entwicklungsgeschichtlich genau so „gestrickt" wie die Kinder die bei Naturvölkern auf die Welt kommen. Sie sind „Traglinge" die einen relativ kleinen Magen haben, welchen sie mit mehr oder weniger häufigen kleinen Mahlzeiten füllen. Diese Mahlzeiten bestehen aus leicht verdaulicher Muttermilch und wandern rasch durch Magen und Darm. Zusätzlich wächst der noch recht unreife Babykörper in den ersten Wochen so schnell wie später nie wieder und natürlich braucht Dein Baby hierfür eine Menge Energie. Diese Energie zu decken, wird schwierig bis un möglich, wenn es dauerhaft nur alle 4 Stunden trinken darf oder über seinen Hunger hinweggetröstet wird, weil man denkt „das kann doch nocht schon wieder hungrig sein!". Manchmal braucht es einfach mehr deiner Milch. Dabei regt es zusätzlich dazu dass es öfters trinkt praktischerweise auch die Milchbildung für die nächsten Tage verstärkt an.

NÜTZLICHER HUNGER AUF MILCHVORRAT

Der Hunger deines Baby wird außerdem anfangs zu einem Teil von dem Hormon Cholecystokinin (CCK) gesteuert. Beim Saugen steigt der Wert an und sagt dem Kind nach ca. 20 Minuten dass es satt ist. Sobald der Wert aber nach 10-20 Minuten wieder sinkt, fühlt dein Baby dass es wieder Hunger hat. Dieser Ablauf kann sich manchmal mehrfach wiederholen, bis dein Baby danach in eine längere Schlafphase fällt. Das macht auch Sinn, denn Muttermilch ist sehr leicht verdaulich und passiert Magen und Darm recht schnell (etwa in 90 Minuten).

Durch dieses Clusterfeeding füllt dein Baby seinen Bauch quasi auf Vorrat auf für eine längere Schlaf oder Ruhephase.

UND WAS NUN?: DER BESTE PLAN IST KEIN FESTER PLAN

Auf diese „Programmierung“ deines Babys reagierst du am besten, indem du dein Baby ohne ein festes Schema trinken lässt wann und wieviel es möchte.

Ich weis für die meisten Mütter, vor allem beim ersten Kind, hört sich das verunsichernd unberechenbar an. **Aber du wirst feststellen, dass dieses flexible „Nicht-Schema“ deinen Tagesablauf viel entspannter macht, als du es denkst. Denn so kann dein Baby sich an deinen Tagesplan anpassen und nicht andersherum.** Denn genau das passiert, wenn man versucht einem festen Stillmahlzeiten-Schema zu folgen. Plötzlich fängt man an, die eigenen Dinge und Vorhaben zu verschieben oder gar abzusagen, weil es nicht ins Trinkschema des Babys passt. Genau so ist es mit der Dauer der Trinkmahlzeit. Klar gibt es auch hier Anzeichen, die zeigen können, dass dein Baby mit der Mahlzeit fertig ist, am deutlichsten zum Beispiel, es schläft ein und lässt los. Aber dem sollte man sich nicht bedingungslos unterwerfen. Manchmal ist man sich einfach nicht sicher. Es ist nicht schlimm, wenn man dann das Baby von der Brust löst. Wenn es noch nicht genug war, wird dein Baby sich melden und es bekommt einen kleinen Still-Nachschlag.

LIEBER ÖFTERS ANLEGEN, ALS MARATHON-STILLEN

Oft sehe ich Mütter die Ewigkeiten stillen und natürlich frustriert sind. Ich glaube es steckt meist die Hoffnung dahinter, dass die Babys dann länger schlafen. Ganz abwegig ist der Gedanke zwar nicht, denn beim „Clusterfeeding“ haben wir ja ein ähnliches Phänomen. Aber es ist doch ein deutlicher Unterschied, ob man das Baby nach vielleicht 25 Minuten von der Brust löst und gegebenenfalls 15 Minuten später doch nochmal anlegt oder ob man über eine Stunde „durchstillt“, sowohl vom eigenen Erleben, als auch von der hormonellen Seite. Die Milchproduktion wird besser angeregt, wenn man öfters anlegt und nicht so sehr wenn man Marathon-Stillt.

VON DER COOLNESS ANDERER SÄUGETIERMÜTTER LERNEN

Die amerikanische Stillberaterin Diane Wiessinger hat 2006 in dem Artikel *„How babies eat"* einen treffenden Vergleich mit stillenden also säugenden Tiermüttern unter anderem in folgenden Beispielen so formuliert:

„Wenn eine Gorillamutter mit ihrem Baby an der Brust eine Banane nicht erreicht, löst sie es einfach von der Brust. Sie sorgt sich nicht darum, ob es vollgetrunken ist oder nicht. Wenn es unruhig wird, legt sie es wieder an, nachdem sie sich die Banane genommen hat.

Hunde denken nicht über Milch nach; sie säugen, weil es sich gut anfühlt und die Welpen vom Kläffen abhält."

Von dieser entspannten Einstellung können sich Menschenmütter etwas abschauen.

Übrigens, das mit dem oft abendlichen „Clustern" geht vorbei. Babys zeigen dieses Muster nicht die ganze Stillzeit hindurch.

Ab wann genau sie das nicht mehr tun kann man aber leider nicht exakt vorhersagen, da es eine recht individuelle Entwicklung ist.

24H-CLUSTERFEEDING, GIBT ES DAS AUCH?

Wenn dein Baby nicht nur einzelne Phasen am Tag hat in denen es clusterfeedet, sondern dieses Muster den ganzen Tag und die Nacht über zeigt, kann das unter anderem ein Zeichen dafür sein, dass dein Baby deine Brust nicht effektiv entleert. Das heißt, es kann vorkommen, dass du zwar genug Milch hast, dein Baby aber noch Schwierigkeiten dabei hat, diese auch effektiv aus deiner Brust zu entleeren. Es kann aber auch viele andere Gründe geben.

Das ist dann auf jeden Fall eine Situation, in der du dir Hilfe von einer Stillberaterin oder Hebamme suchen solltest. Oft kann man durch kleine Änderungen an der Position oder an eurem „Stillschema" schon helfen. Aber wenn das nicht ausreicht, kann sie dich auch unterstützen, herauszufinden an was es sonst noch liegen könnte.

Trinkt mein Baby genug?

Dafür, dass dein Baby „unter dem Strich" über die ersten Tage und Wochen genug Muttermilch trinkt gibt es (abgesehen davon dass es gut trinkt und zufrieden scheint) unter anderem folgende Hinweise:

- **Gewichtsentwicklung:**
  Zunächst nehmen alle Babys erst einmal an Gewicht ab. Wenn das Kind von Anfang an nach Bedarf gestillt wird und gut an der Brust trinkt, wird es so etwa **ab dem 3-5. Tag aber wieder an Gewicht zunehmen**. Die Gewichtszunahme wird von Wochenbettschwester, Nachsorgehebamme und Kinderarzt beobachtet. Wenn dein Baby im entsprechenden Rahmen zunimmt, kann man auch davon ausgehen, dass es genug Milch trinkt.

- **Stuhlgang:**
  Der erste Stuhlgang, das Mekonium, hat eine deutlich erkennbare dunkelgrüne Farbe. Je mehr Milch das Baby in den ersten Stunden und Tagen trinkt, desto schneller wird dieses Mekonium ausgeschieden. **Die Farbe des Stuhlgangs wechselt wenn das Baby gut trinkt umso schneller: Zunächst zu hellerem Grün und dann zu der normalen senfgelben Farbe des Muttermilchstuhls,** dies ist ein gutes Zeichen.

- **Urin:**
  Wenn die **Windel regelmäßig mehrmals täglich nass und schwer von hellem Urin ist**, ist auch dies ein Zeichen dafür, dass dein Baby genügend Flüssigkeit aufnimmt.

Eine Übersicht über diese Anzeichen und Hinweise in den ersten 3 Wochen findest du im Still-Leitfaden (Download).
Siehe hierzu Seite 149 & 150

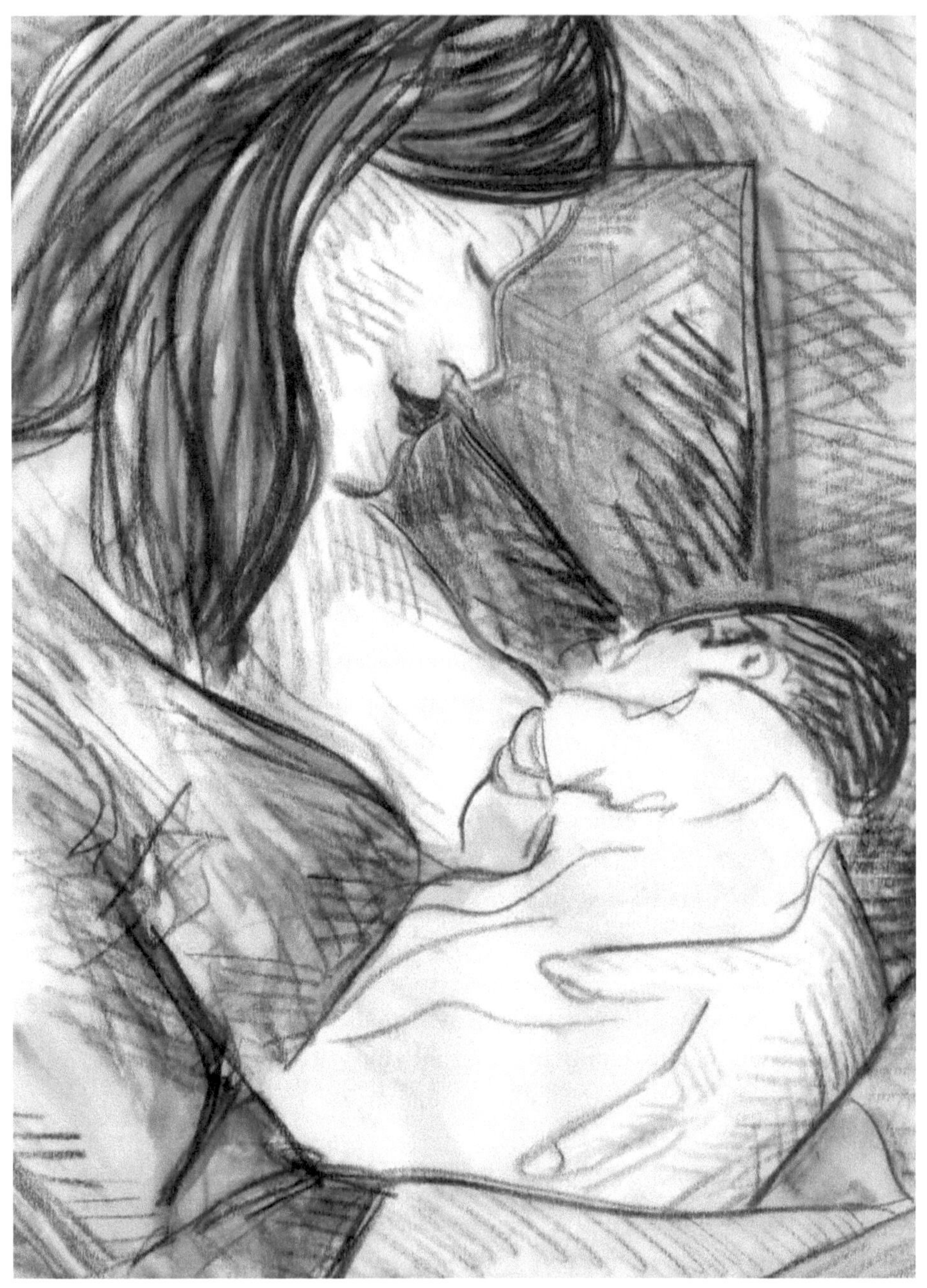

Ran an die Brust - Der Tanz des Anlegens

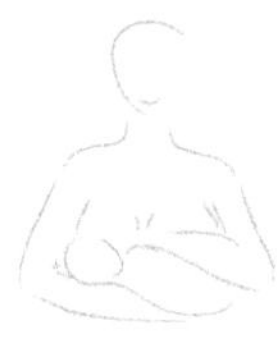

In einem englischsprachigen Elternmerkblatt wurde ein schöner Begriff für den Ablauf des Anlegens gefunden: „The dance of latching“. Übersetzt bedeutet dies soviel wie „Der Tanz des Andockens“. Und die Parallelen sind wirklich zu finden. Wie beim Tanzen müssen zwei Partner überein kommen. Dabei müssen diese Partner sich aufeinander einlassen und das Timing muss stimmen.

Glücklicherweise verfügen sowohl dein Baby als auch du selbst von Natur aus über eine Menge Fähigkeiten und Instinkte als beste Voraussetzung dafür dass ihr euch als Paar beim „Anlegetanz“ bestens von ganz alleine sozusagen intuitiv versteht.

Manchmal kann es aber sein, dass dein Baby oder du oder sogar ihr beide vom Ablauf der Geburt oder von Medikamenten noch so mitgenommen sind, dass ihr zunächst dennoch etwas mehr Unterstützung und Tipps braucht, um zusammen zu finden. Es gibt auch Mütter, die beim Stillstart einfach gerne ein paar konkrete Anhaltspunkte oder auch eine Art „Fahrplan“ mit Hinweisen fürs Anlegen möchten, um sich sicher zu fühlen.

Gut begleitet durch die Stillzeit

Am besten für Mama und Baby ist es auf jeden Fall, wenn beide erfahrene Unterstützung und Begleitung beim ersten Anlegen und den Anfängen der Stillzeit haben. Denn noch besser als gute theoretische Stilltipps für dich ist es, wenn du **ein paar mal gefühlt und erlebt hast, wie dein Baby gut und effektiv an deiner Brust getrunken hat.**

Eine erfahrene Stillbegleitung ist besonders dann wichtig, wenn der Stillstart durch Randbedingungen wie z.B. eine anstrengende kraftraubende Geburt oder Vorerkrankungen erschwert wird.
Auch wenn ihr, du und dein Baby, bereits ein eingespieltes Team seid, wird es immer wieder in der Stillzeit Fragen geben. Das ist ganz normal. Schaffe dir ein gutes Netzwerk: Eine wichtige Ansprechpartnerin kann deine Nachsorgehebamme und eine Stillberaterin sein, aber auch eine Stillgruppe oder Eltern-Kind-Gruppe sind wertvolle Anlaufstellen. Einen ganz wichtigen Part übernimmt auch dein Partner und deine Familie. Ohne Stillwissen zu haben oder Tipps geben zu müssen, kann dein Partner eine große Hilfe allein dadurch sein, dass er deinen Stillwunsch unterstützt oder zumindest akzeptiert. Außerdem gilt nicht nur für die ersten Tage, dass Mama und Kind Ruhe bzw. Ruhephasen brauchen und Unterstützung z.B. im Haushalt.

Ran an die Brust, Schritt 1 -

Mache es dir so richtig gemütlich!

Kein Stress! **Egal wann oder wo du dein Baby stillen willst, du musst einen gemütlichen Platz finden an dem du dich entspannt hinsetzen oder auch hinlegen kannst.** Gerade in den kühleren Monaten des Jahres achte auch darauf, dass es dir warm genug ist und keine Zugluft dich stört. **Denn entspannt und mit warmem Rücken fließt die Milch viel besser.**

Um ein Bein als Unterstützung etwas höher aufzustellen (das ist bei den aufrechten Stillpositionen manchmal sehr bequem) kannst du dir einen kleinen Hocker oder Schemel für deinen Stillplatz suchen

Stelle dir auch bevor du mit der Stillmahlzeit beginnst, alles was du benötigen könntest in Reichweite. Mache es dir hierbei zur Gewohnheit, dir auch **immer ein Glas oder eine Tasse zu Trinken parat zu stellen**. Zum einen, damit du ausreichend trinkst, zum anderen weil man manchmal auf den Milchspendereflex *(siehe Seite 32)* mit einem Durstgefühl reagiert.
Vor allem anfangs ist es immer praktisch, wenn du auch ein Spucktuch und neue Stilleinlagen griffbereit liegen hast.

Was Telefon, Handy oder die Fernbedienung angeht, so lässt sich darüber streiten, ob du diese Dinge beim Stillen überhaupt brauchen solltest, da sie natürlich ablenken. Aber ein entfernt klingelndes Telefon oder Handy dessen Klingelton du von weitem nicht abschalten kannst oder ein Fernseher, der in einer Werbepause plötzlich brüllend laut ist, kann genauso störend und ablenkend für dich und dein Baby sein.

Für Stillkissen gibt es, wie bereits erwähnt *(siehe Seite 7)*, keine allgemeine Patentlösung. Hier musst du ausprobieren, was für dich und dein Baby zur Lagerung am bequemsten ist und auch verfügbar ist. Unterwegs kann das z.B. auch mal eine zusammengefaltete Jacke sein. Wichtig ist dabei, dass du das Gewicht deines Babys nicht aktiv halten musst! Dies würde auf Dauer bei dir zu Verspannungen führen.

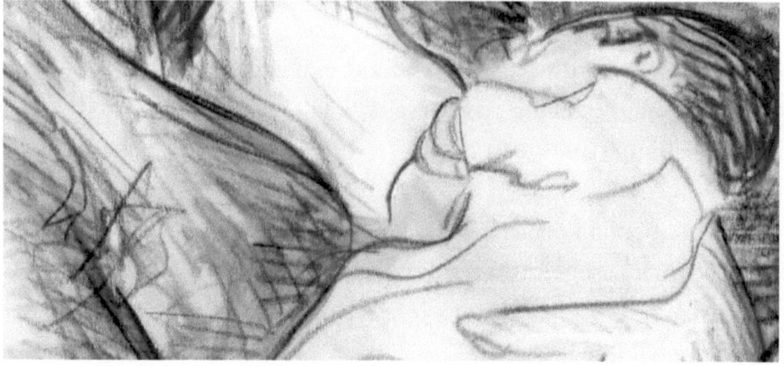

Ran an die Brust, Schritt 2 -

Merke dir einige Grundregeln zur Position

In der ersten Zeit solltest du die Stillposition immer wieder ein mal wechseln und neue Positionen ausprobieren. Zum einen wirst du so sicherer und kannst herausfinden, welche Positionen in welcher Situation für dich und dein Baby praktisch und bequem sind. **Zum anderen wird so gerade anfangs die Haut deiner Brustwarzen durch Positionswechsel nicht immer an der gleichen Stelle belastet und zusätzlich deine Brust „rundum" gut entleert.**

Gut zu wissen:
Die Brust leert sich immer in dem Bereich am stärksten, in dessen Richtung das Kinn des Babys beim Trinken zeigt!

Grundregeln zur Position

- Setze oder lege dich so hin, dass du dein Baby mehr stützen, als dass du es mit Kraft halten musst.

- **Immer Kind zur Brust und nicht umgekehrt**

- Dein **Baby ist dir ganz zugewandt** und liegt am besten mit seiner gesamten „Vorderseite" an deinem Körper an also **„Bauch an Bauch"**

- Der Kopf und Körper deines **Babys ist gerade**, also **nicht „abgeknickt" oder „verdreht"**

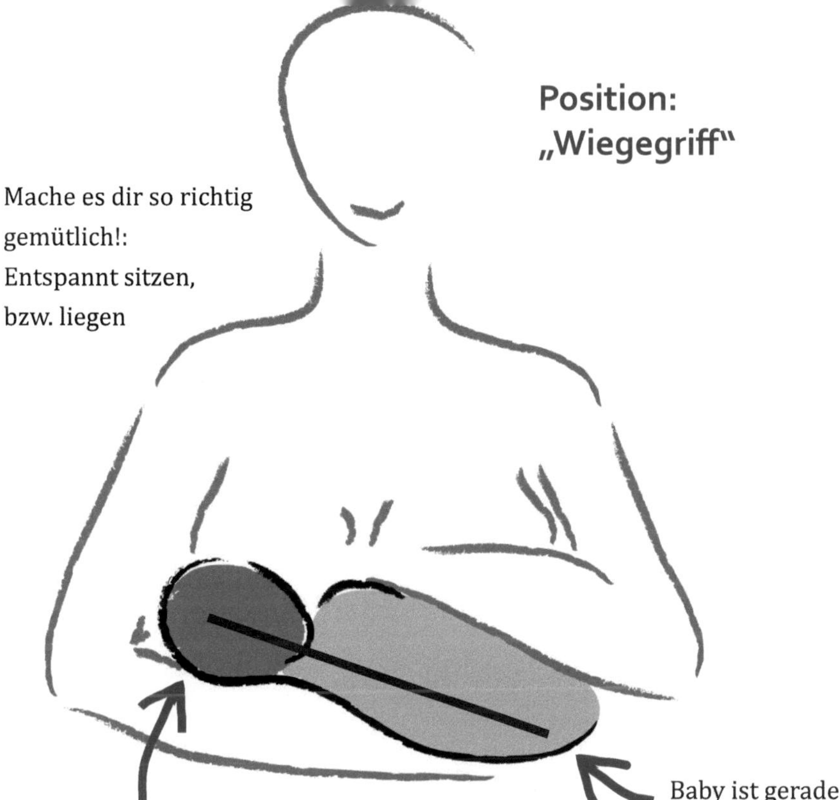

- Bei Bedarf kannst du ein **Kissen unter deinen Arm legen**, vielleicht hat deine Sitzgelegenheit auch **eine Armlehne hierfür**. *(Siehe auch Seite 7)*. Zusätzlich finden mache Mütter es zum Abstützen sehr hilfreich und bequem, ein Bein etwas höher abzustellen, z.B. auf einen kleinen Hocker
- Beim Sitzen in der oben abgebildeten Wiegehaltung **achte darauf, dass der Kopf deines Kindes auf deinem Unterarm ruht und nicht in deiner Ellenbeuge „eingeklemmt" ist!**
  Wenn das Köpfchen nämlich auf solche Weise fixiert ist, kann dies zum einen eine Abwehrbewegung deines Kindes „nach Hinten"/ eher von der Brust weg verursachen. Zum anderen kann dein Baby dann seinen Kopf nicht so gut bewegen und ist dabei beeinträchtigt die Brust gut und tief zu erfassen.

Diese Grundregeln gelten für jede Stillposition, egal wie du es dir zum Stillen mit deinem Baby gemütlich machst. Diese Grundprinzipien können auch angewendet werden, wenn du quasi „Freistil“ stillst, also nicht in einer der klassichen aufrechten Stillpositionen, sondern z.B. „halb liegend“ beim sogenannten „Natural Breastfeeding“.

Auf der richtigen Höhe:
dein Baby soll so gelagert sein sein, dass es seinen Kopf eher leicht in den Nacken legen muss um deine Brustwarze zu ergreifen. (Also in diesem Beispiel nicht zu weit nach links)

Bauch an Bauch:
dein Baby ist dir mit seinem ganzen Körper zugewandt und hat möglichst mit seiner gesamten „Vorderseite“ Kontakt mit dir.

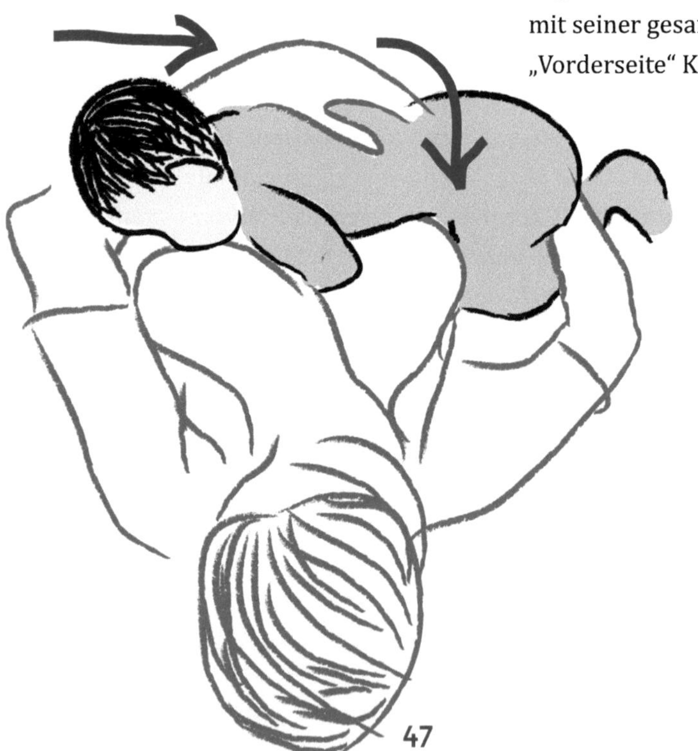

Position: „Modifizierter Wiegegriff"

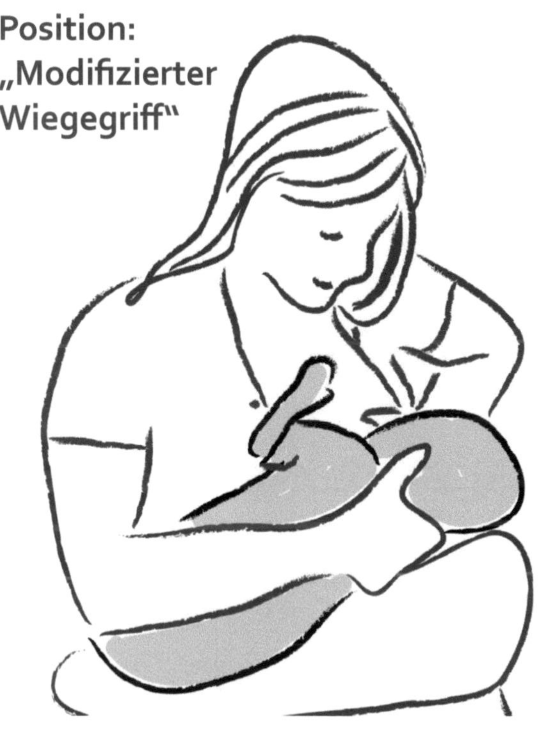

Als Variante der jeweiligen klassischen Stillpositionen kannst du **mit deinen Händen auch umgreifen, diese also vertauschen,** so wie du es hier am Beispiel der „Wiegehaltung" siehst.

Probiere einfach aus, womit du am besten zurecht kommst. Auf unterschiedlichen Sitzgelegenheiten kann auch jeweils eine andere Position oder Variation einer Position angenehmer sein.

Im Liegen ist es für manche Frauen angenehmer, wenn ihr Baby direkt auf der Unterlage neben ihnen liegt. Andere bevorzugen, ihr Baby auf ihrem Arm neben sich liegen zu haben. **Wichtig ist auf jeden Fall, dass du auch deinen Kopf bequem und gut abstützt!**

Position: „Im Liegen stillen"

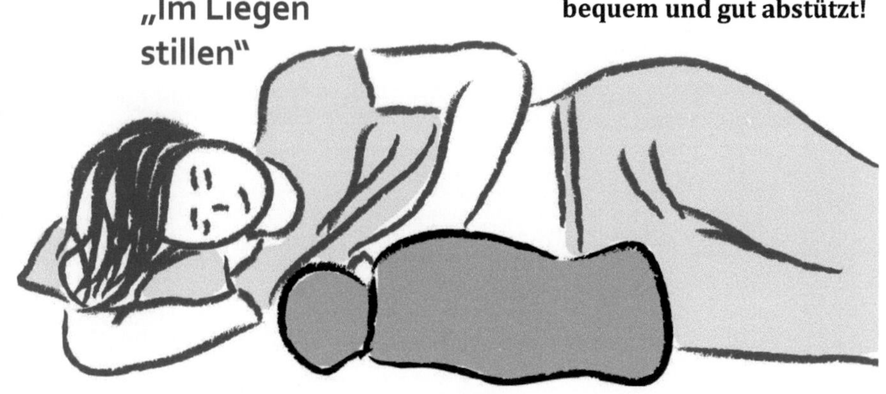

Position: „Rückengriff“

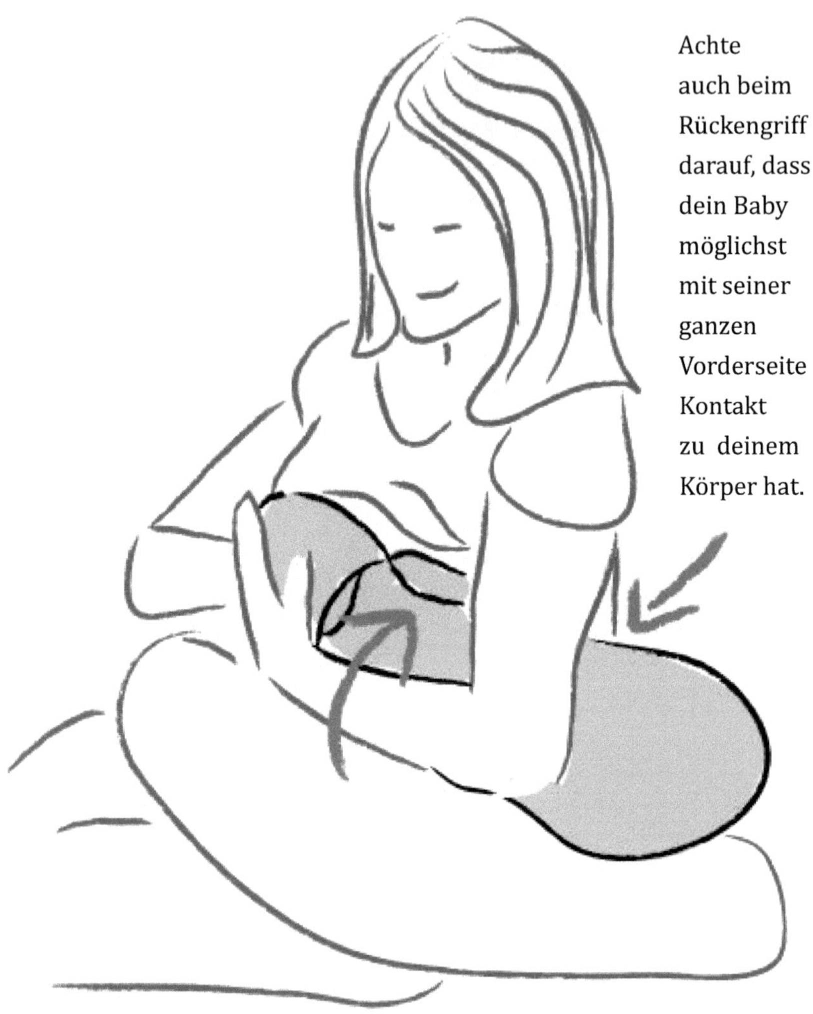

Achte auch beim Rückengriff darauf, dass dein Baby möglichst mit seiner ganzen Vorderseite Kontakt zu deinem Körper hat.

Ran an die Brust, Schritt 3 -
Hier ist die Brust, guten Appetit Baby!

Diese **Stichworte sollen einfach eine Gedankenstütze sein** und werden auf den folgenden Seiten noch bildlich weiter erklärt! Lasse dir das Anlegen aber am besten auch zeigen.

- Lege beim Anbieten deiner Brust deine Finger **nicht zu nah an die Brustwarze und den Vorhof an**.
  Nur so kann dein Baby ausreichend viel Brust in den Mund bekommen *(siehe Seite 52)*.

- Dein Baby sollte eher etwas „nach oben schauen“ quasi sich etwas strecken müssen (also nicht den Kopf „einrollen“ müssen) um die Brust zu erfassen

- „Forme“/halte deine Brust entsprechend der Position des kindlichen Mundes (*an „Sandwich“ denken, siehe Seite 53*)

- Peile mit deiner Brustwarze die obere Mitte des Mundes an (Nutze die Nase deines Kindes zur Ausrichtung, *sh Bild S. 52*).

- Löse mit der Brust z.B. an der Oberlippe deines Kindes den Suchreflex aus (eventuell mehrfach, *sh Bild S. 52*).

- **Warte bis dein Kind den Mund so weit wie möglich öffnet, und die Zunge über die untere Zahnleiste streckt**

- Das **Kinn des Babys berührt deine Brust zuerst**

- Biete dem Baby die Brustwarze so an, dass diese quasi **auf der Zunge zu liegen kommt („von oben nach unten" auf die Zunge „rollen"/legen)**, bzw. ermögliche dem Baby, dass es die Brustwarze auf diese Weise erfassen kann

- **Timing ist enorm wichtig:** Bewege den Arm bzw. dein Baby zum richtigen Zeitpunkt rasch aber nicht hektisch in Richtung Brust. Drücke es hierbei **nicht mit dem Hinterkopf an deine Brust** sonern **eher indem du es im Schulterbereich stützt oder „als ganzes zur Brust bewegst"**

- Dein Kind muss genügend Brustgewebe im Mund haben, nicht nur die Brustwarze: **„Den Mund voll Brust"!**

- Bei Bedarf kannst du während der ganzen Zeit der Mahlzeit die Brust geformt halten (z.B bei einer eher kleinen oder auch sehr straffen Brust) oder stützen, drücke dabei aber nicht zu sehr auf die Brust

- Bei einer sehr großen Brust kannst du eventuell auch einen gerollten Waschlappen oder Handtuch zum Lagern unter die Brust schieben, da sonst Zug auf der Brust sein könnte, was ein unfreiwilliges Herausrutschen der Brustwarze zur Folge hätte

.

- **Ganz wichtig: Wenn dir das Anlegen wehtut, löse die Brustwarze vorsichtig aus dem Mund und lege noch einmal neu und richtig an. Anlegen soll nicht weh tun!**

- Beim Losmachen deines Babys von deiner Brust den Sog mit dem kleinen Finger im Mundwinkel lösen, nicht einfach „abziehen".

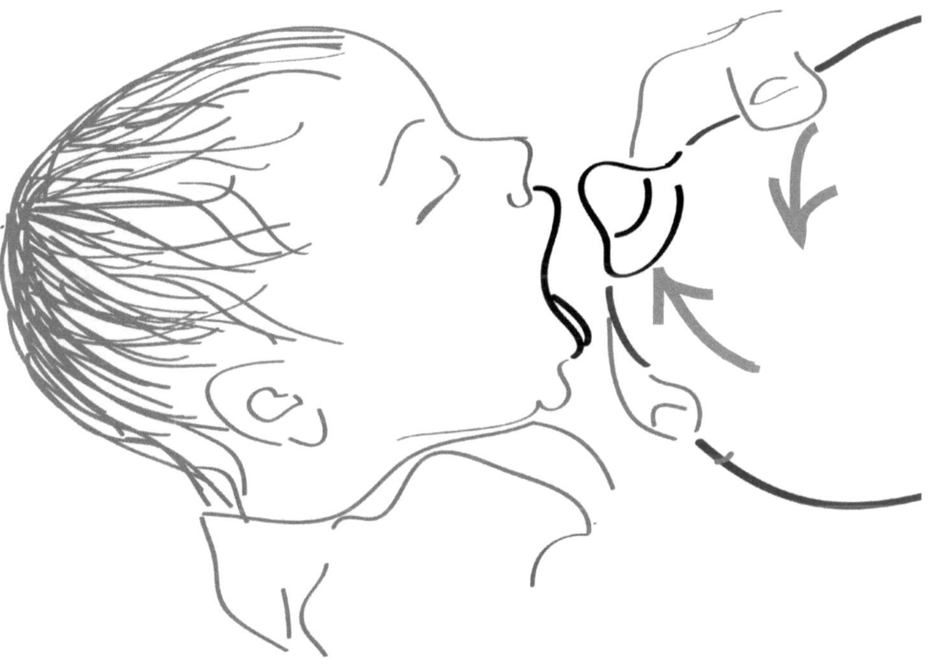

Noch ein Tipp zum halten und anbieten deiner Brust:

- Wenn du die Brust wie auf dem Bild oben hältst, kannst du **durch kurzzeitigen leichten Druck mit dem Daumen** die Brust so formen, dass die **Brustwarze etwas „nach oben"** zeigt.

- Dies hilft dir dabei, **die Brust deinem Baby sozusagen „von oben nach unten" auf die Zunge zu legen oder „rollen"** indem du **diesen Druck während dem dein Baby die Brustwarze erfasst wieder loslässt**

Siehe hierzu auch die zusammenfassende Abbildungsreihe zum Anlegen Seite 57-58

Der „Sandwich-Vergleich“ - was deine Brust mit einem Sandwich zu tun hat

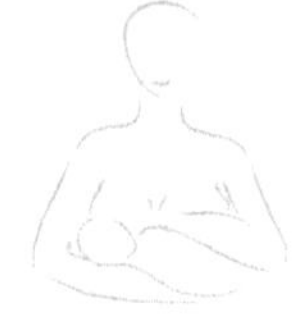

Ziel beim Anlegen ist immer, dass dein Baby so viel Brustgewebe als möglich erfassen kann. Zum einen, damit es deine Brust auf diese Weise so effektiv als möglich entleeren kann. Zum anderen damit die Belastung auf die Haut an deiner Brustwarze auf eine größere Fläche verteilt wird und die Gefahr von wunden Brustwarzen vermieden wird. Um das zu erreichen, ist es unter anderem auch wichtig, deine Brust richtig zu halten bzw. richtig zu formen, wenn du sie dem Baby anbietest. Häufig wird deswegen -im Gegensatz zum sogenannten „Zigarettengriff“- der sogenannte „C-Griff“ oder „U-Griff“ empfohlen um die Brust zu halten. Ich persönlich lege mich nicht auf einen der beiden Arten die Brust zu halten fest, da man mit beiden Griffen die Brust ungünstig oder auch richtig halten kann.

Die Finger sollten auf jeden Fall **nicht zu nahe an Brustwarze und am Brustwarzenhof sein,** egal welcher Griff verwendet wird.
Außerdem sollte **die „Falte“ die man bildet** wenn man die Brust formt damit das Baby sie erfassen kann, **in der gleichen Richtung sein, wie der Mund des Kindes.** *(siehe hierzu Bilder Seite 56)*

Manche Kolleginnen verwenden hierfür als Gedankenbild die Vorstellung, dass die **Finger der Mutter wenn sie die Brust anbietet, parallel zu den Lippen des Kindes sein sollten**.
Ein weiterer Vergleich, der einem zunächst zum Schmunzeln bringt und den man sich deshalb gut merken kann, ist der **Vergleich mit einem Sandwich (Brötchen, Burger)**

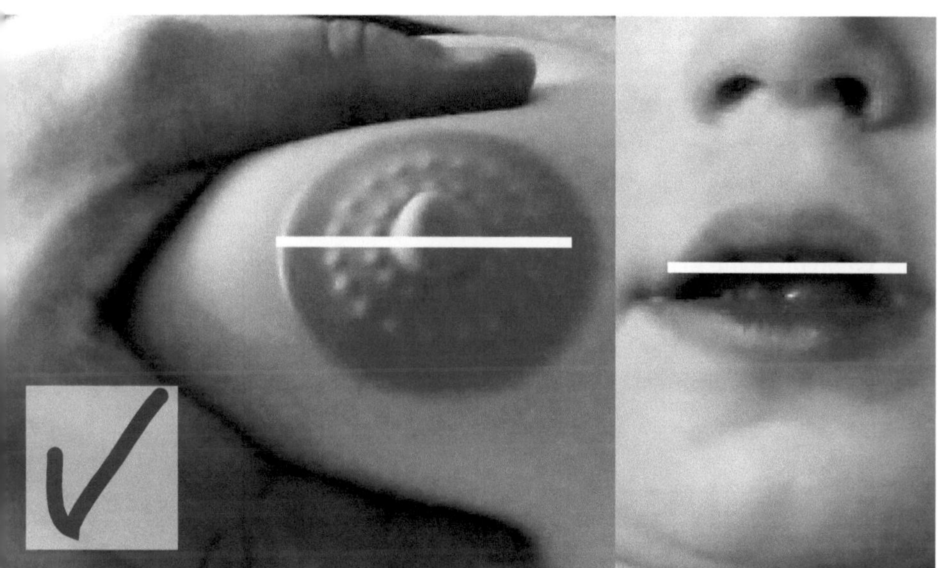

Gut: Geformte Brust (im *C-Griff/U-Griff)* und Mund des Kindes in gleicher Richtung

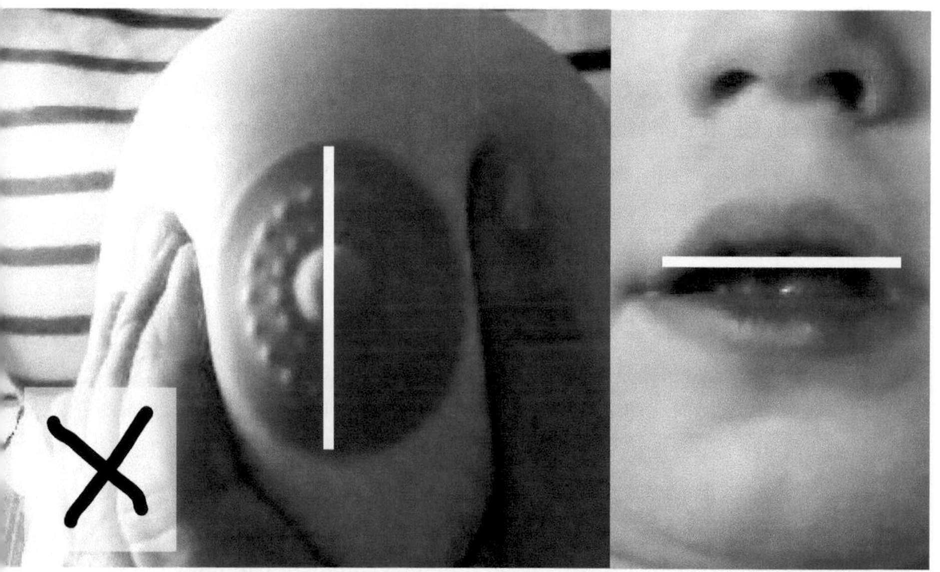

Ungünstig: Geformte Brust und Mund des Kindes in unterschiedlicher Richtung

Wenn du jemand anderem einen Sandwich zum abbeißen hinhalten würdest, so würdest du den Sandwich auch parallel zum Mund desjenigen anbieten. Du würdest niemals auf die Idee kommen, den Sandwich deinem Gegenüber quasi „hochkant“ vor den Mund zu halten. Genauso ist es mit der Brust die du dem Baby anbietest:

Wenn du deine Brust **parallel zum Mund des Kindes formst, hat es die Chance so viel als möglich von deiner Brust in den Mund zu nehmen.**
Im Gegensatz dazu ist es für dein Kind ungleich schwieriger, die Brust gut zu erfassen, wenn du sie ihm sozusagen „hochkant“ anbietest.

Je nachdem in welcher Position du anlegst, musst du dann entweder dein Baby im richtigen Timing **an dich bzw. an deine Brust heran bewegen** (klassische Stillpositionen). Oder dein Baby übernimmt diesen Part durch seine instinktive Kopfbewegung zumindest teilweise selbst, wenn du in einer nach hinten gelehnten Position anlegst. Dazu später mehr! *(Siehe Seite 62 „Natürliches Stillen“)*
Wichtig ist es auch, beim Anlegen nicht durch zu starken einzelnen Druck mit der Hand am Kopf oder am Nacken des Babys eine Art Abwehrhaltung auszulösen. Manche Babys reagieren hierauf sehr empfindlich. Es ist besser, eher „das ganze Kind“ sanft zur Brust zu bewegen, oder je nach Position das Baby eher am Rücken/Schulterbereich in deine Richtung zu schieben.

Wenn dein Baby die Brust dann wirklich gut und tief im Mund hat, fühlt es sich auch gut an. Tut es weh, löse dein Baby lieber noch einmal von der Brust und lege erneut an. **Stillen sollte NICHT weh tun.**
Gerade wenn du noch nie ein Baby gestillt hast ist hier eine gute Unterstützung bei den ersten Anlegeversuchen sehr wertvoll. Denn mit Unterstützung lernst du am besten und am schnellsten kennen, wie es sich quasi von innen anfühlt, wenn dein Baby die Brust gut erfasst hat.

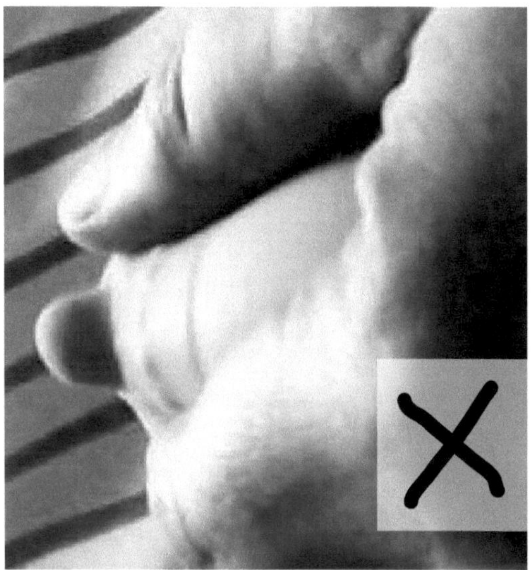

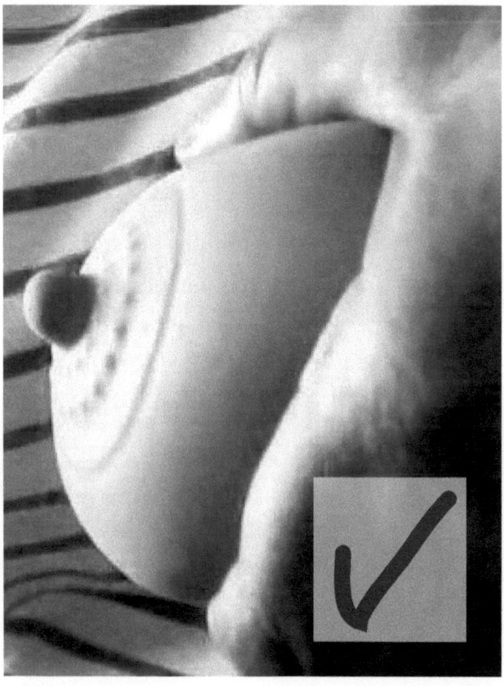

Wenn du deinem Baby die Brust anbietest oder die Brust um dein Baby beim Anlegen zu unterstützen formst, achte darauf, dass du deine **Finger nicht zu weit vorne an der Brustwarze liegen hast.** Denn wenn deine Finger zu weit an der Brustwarzenspitze sind *(siehe Bild links)*, ist es deinem Baby gar nicht möglich, genügend Brust in den Mund zu bekommen.

Manche Mütter versuchen so, dem Kind die Brustwarze quasi in den Mund zu schieben. Das funktioniert aber nicht.

Viel besser funktioniert es, wenn du die Brust *ähnlich wie im unteren Bild* formst und wartest, bist dein Baby den Mund weit aufmacht. Hierzu kannst du ein wenig mit der Brust von „oben nach unten" den Mund deines Babys berühren. Daraufhin wird dein Baby durch den sogenannten Rooting Reflex/ Suchreflex seinen Mund öffnen.

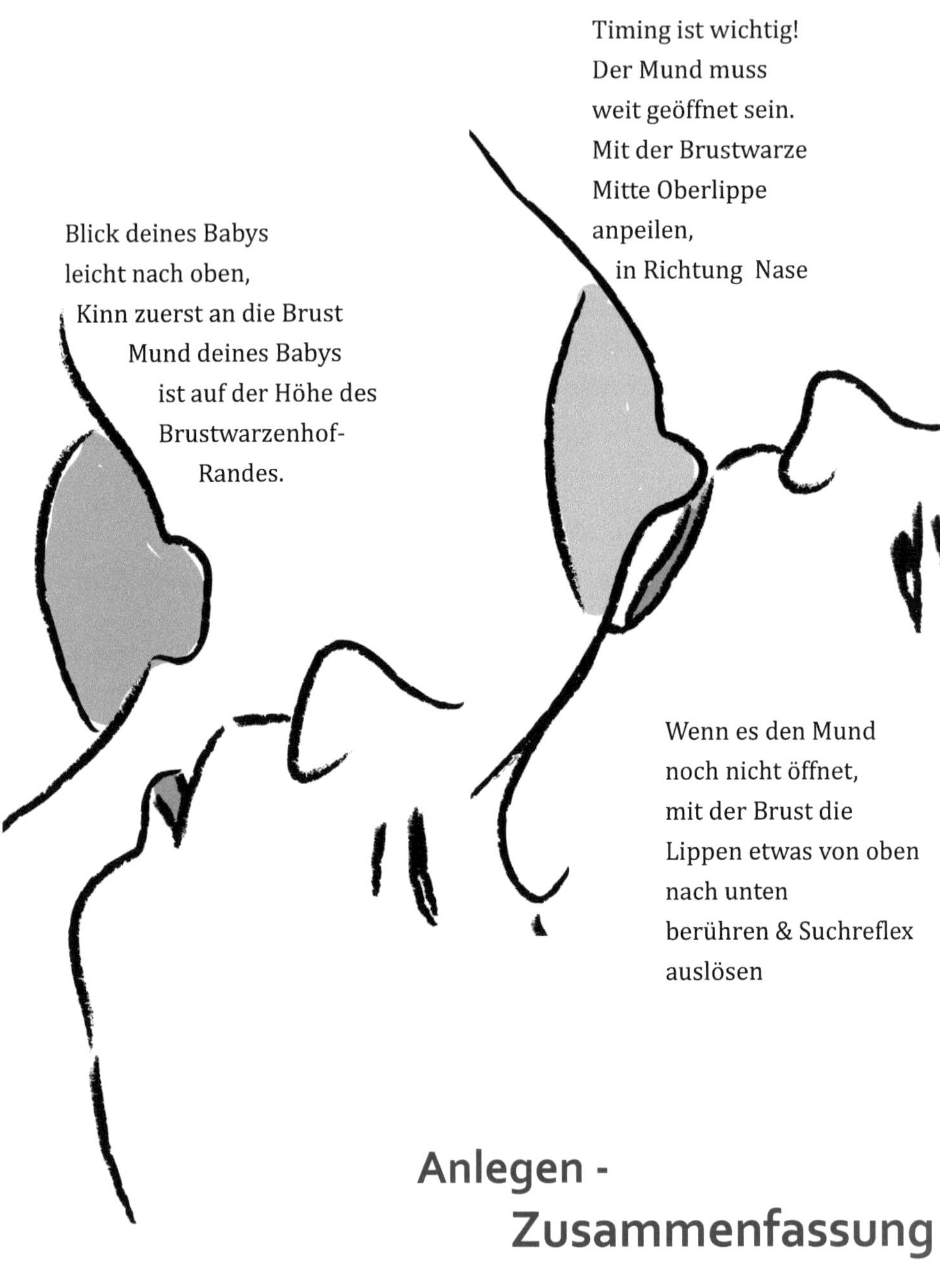

Anlegen - Zusammenfassung

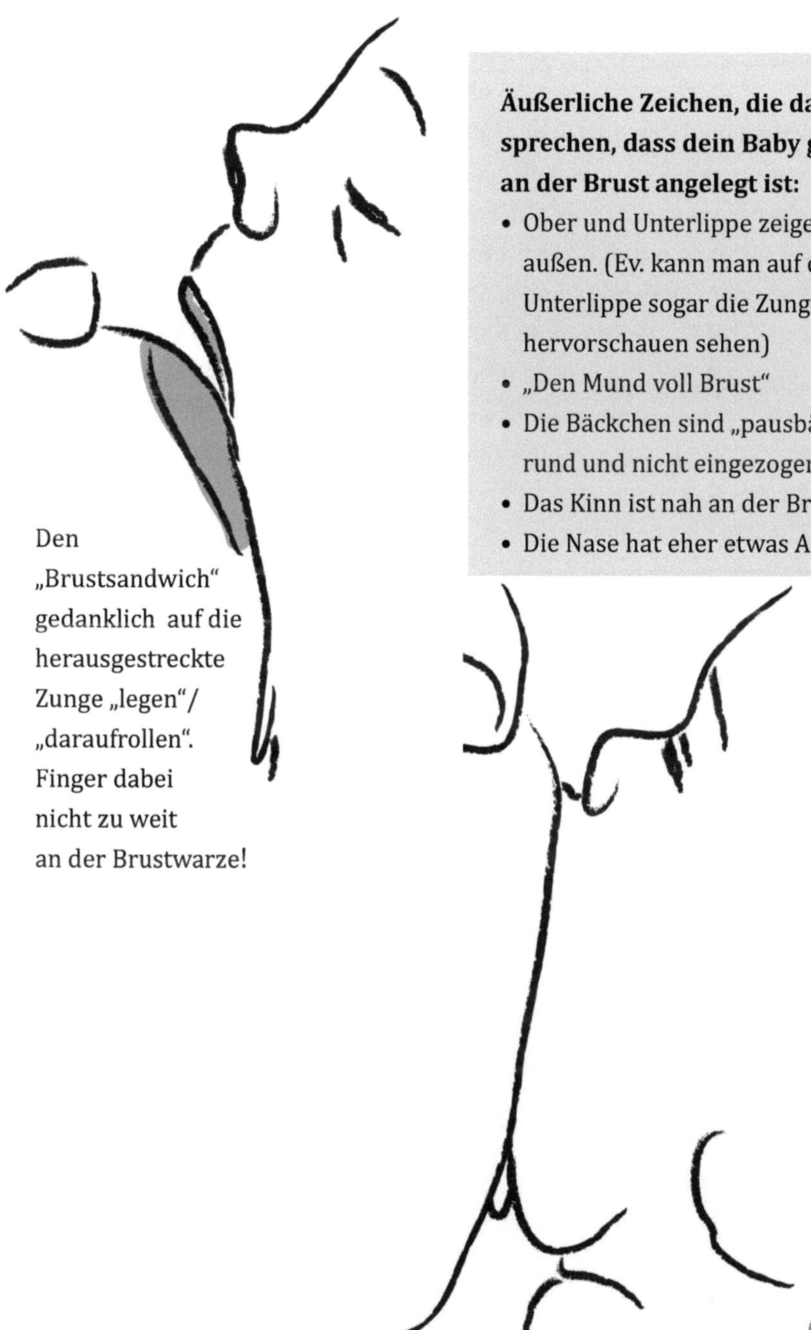

Äußerliche Zeichen, die dafür sprechen, dass dein Baby gut an der Brust angelegt ist:

- Ober und Unterlippe zeigen nach außen. (Ev. kann man auf der Unterlippe sogar die Zunge hervorschauen sehen)
- „Den Mund voll Brust"
- Die Bäckchen sind „pausbäckig" rund und nicht eingezogen.
- Das Kinn ist nah an der Brust,
- Die Nase hat eher etwas Abstand.

Den „Brustsandwich" gedanklich auf die herausgestreckte Zunge „legen"/ „daraufrollen". Finger dabei nicht zu weit an der Brustwarze!

Prost! Aufstoßen lassen

Sobald dein Baby mit seiner Mahlzeit fertig ist, lasse es aufstoßen damit es die mit der Muttermilch geschluckte Luft loswerden kann. Dazu bringst du es in eine eher aufrechte Position. Es genügt, wenn du dein Baby aufrecht auf dem Arm hast und vielleicht sanft seinen Rücken reibst oder vorsichtig klopfst. Das geht meist auch wenn dein Baby bereits schläft. Die bekannte Haltung bei der man sich die Babys quasi „über die Schulter legt funktioniert zwar, aber bei manchen Babys wirkt sie etwas zu stark. Kinder die allgemein dazu neigen, spucken in dieser Haltung häufig Muttermilch. Darum probiere unterschiedliche aufrechte Haltungen aus und finde dabei heraus, welche für euch beide am besten funktioniert.

Bei Kindern die recht hastig trinken und dabei oft viel Luft schlucken macht es Sinn beim Stillen auch zwischen den beiden Seiten oder sogar noch öfters bereits einmal aufstoßen zu lassen.

Zum einen fällt es diesen Babys leichter, die Luft auf diese Weise Stück für Stück los zu werden. Zum anderen ist so im Magen wieder Platz für Muttermilch. Sollte nach einer kleinen Weile allerdings kein „Bäuerchen“ kommen, kannst du dein Baby beruhigt schlafen lassen. Wenn es Luft im Bauch hat aber diese nicht bei diesem ersten Aufstoßen lassen loswerden konnte, so stößt es vielleicht später auf. Manchmal wenn Babys im Schlaf plötzlich unruhig werden und man sie hochnimmt, kommt dann sofort das noch nicht gemachte „Bäuerchen“.

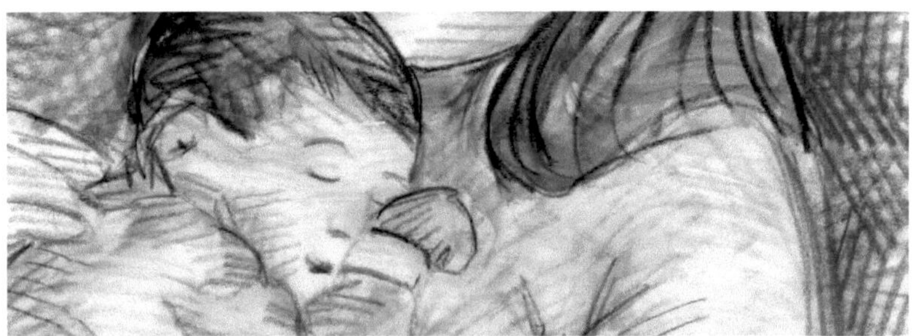

Tipp: Manchmal macht „taktisch wickeln" Sinn

Schon in diesem jungen Alter unterscheiden sich Babys im Temperament und somit auch darin, wie sie sich während der Mahlzeiten verhalten. Die einen sind beispielsweise überaus gierig, anderen geruhsame Genießer, die häufig während des Trinkens einschlafen, wieder andere machen mal das eine mal das andere. Zusätzlich reagieren Babys sehr unterschiedlich auf die Nahrungsaufnahme: Ein Teil der Säuglinge gehört zu den sogenannten „Spuckkindern", sie neigen dazu, nach der Mahlzeit etwas von der getrunkenen Milch zu spucken (also quasi „überzulaufen"). Andere reagieren so prompt mit ihrer Verdauung, dass sie jedes Mal beim Trinken gleichzeitig die Windel voll haben. Manche machen beides. Nun kannst du dir überlegen, wann es für eure Situation am sinnvollsten ist, die Windel zu wechseln und dies sogar manchmal versuchen, „taktisch" einzusetzen. (Auch wenn Babys ab und an recht unvorhergesehen reagieren können und den Plan somit auch schnell wieder durcheinander bringen können)

Vor dem Stillen wickeln:

Gut geeignet: Vor allem bei Spuckkindern welche man nach der Mahlzeit ungern mehr als nötig bewegen möchte.

Nicht so gut geeignet: Bei ungeduldigen Kinden die bei Hunger rasch „außer sich" sind.

Zwischenwickeln (Zwischen der einen und der anderen Seite):

Gut geeignet: Für schläfrige Kinder; kann helfen sie aufzuwecken damit sie an der zweiten Seite noch weitertrinken

Nach dem Stillen wickeln:

Gut geeignet: Für ungeduldige Babys; auch für Kinder die häufig während der Mahlzeit Stuhlgang haben

Nicht so gut geeignet: Für Spuckkinder

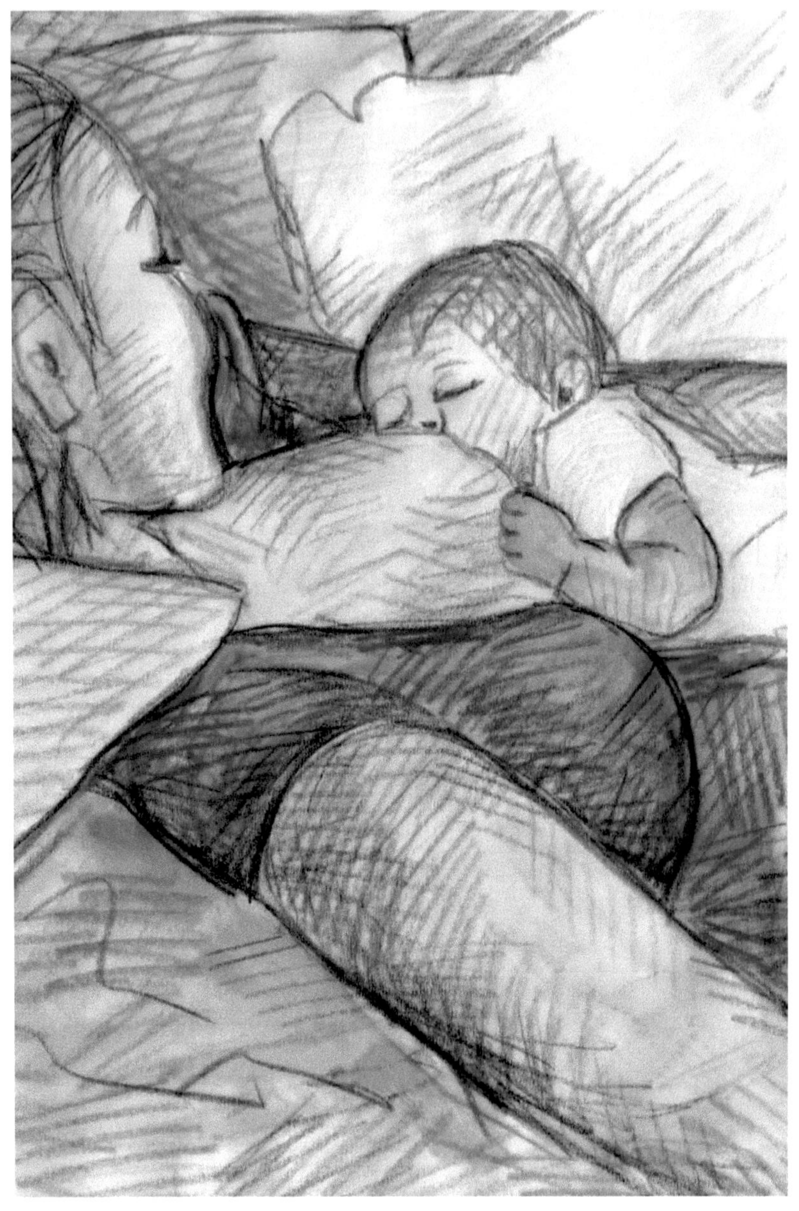

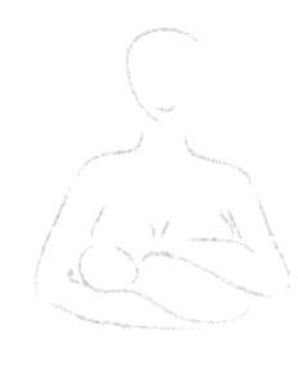

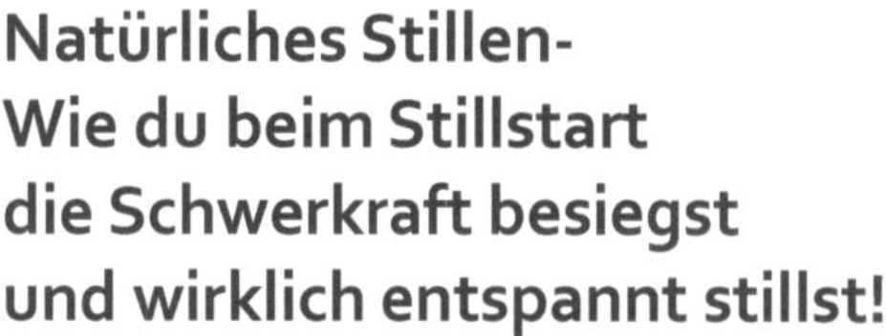

Natürliches Stillen- Wie du beim Stillstart die Schwerkraft besiegst und wirklich entspannt stillst!

Die meisten Mütter sind sich gar nicht bewusst, wie sehr sie in den ganz normalen aufrechten Stillpositionen mit der Schwerkraft kämpfen und welche Stillprobleme dadurch verursacht oder verstärkt werden können. Vor allem frischgebackene Mütter und deren neugeborene Babys machen sich mit ungeeigneten Stillpositionen manchmal das Still-Leben schwer. Sobald Mutter und Kind in ihrer Stillbeziehung eingespielt sind, ist dieser „Kampf" oft gar nicht mehr so gravierend. Nicht nur weil beide routinierter geworden sind, sondern unter anderem auch weil das Baby inzwischen seinen Kopf bereits besser halten kann. In den ersten Tagen ist es diesbezüglich noch viel hilfloser, denn es hat einen proportional sehr großen Kopf und eine noch vergleichsweise schwache Muskulatur.

Anlaufschwierigkeiten bei Mama und Baby

Aber in den ersten Tagen und Wochen, wenn Mama und Baby noch nicht so ein eingespieltes Team sind und wenn aufrecht sitzen vielen frischentbundenen Müttern noch richtig schwerfällt, sind die Folgen des „Kampfs mit der Schwerkraft" oft deutlich zu spüren: Zum Beispiel in Form von wunden Brustwarzen und Verspannungen bei der Mutter. Zusätzlich ist es gar nicht so einfach kerzengerade aber dennoch locker und entspannt da zu sitzen, erst recht nicht mit einer noch empfindlichen Geburtsverletzung oder auch einer Kaiserschnittnaht.

Beim Baby sind die Zeichen subtiler. Die aufrechten klassischen Stillpositionen haben bei Neugeborenen manchmal zu Folge, dass diese ihre angeborenen Instinkte und Reflexe nicht so gut zeigen oder beim Anlegen nutzen können. So fällt es einigen Babys in den ersten Tagen und Wochen in den aufrechten Stillpositionen schwerer, den Mund richtig weit zu öffnen oder sie werden in diesen Haltungen zunehmend unruhig. Sie scheinen gegen die Brust anzukämpfen und rundern mit ihren Ärmchen. Das bringt viele Frauen dazu, den Wunsch nach „zusätzlichen Händen" zu äußern weil sie damit überfordert sind.
Außerdem beobachte ich auch häufig bei Müttern die in den ersten Tagen in aufrechten Stillpositionen stillen, dass deren Babys langsam aber sicher (der Schwerkraft folgend) nach unten wegrutschen. Das wiederum kann unangenehme Schmerzen an der Brustwarze verursachen oder verschlimmern.

Viele Begriffe für die gleiche Idee

„Natürliches Stillen", „Biological Nurturing", „Laid back Breastfeeding"/ „Zurückgelehntes Anlegen" oder „Intuitives Anlegen". All diese etwas sperrigen Begriffe beschreiben im Prinzip die gleiche Idee: **Anlegen in einer nach hinten gelehnten Position der Mutter, in der sie es sich ganz entspannt gemütlich gemacht hat und das Baby sozusagen eher AUF der Mutter liegt anstatt vor bzw. neben ihr.**
„Gut, das hört sich ganz kuschelig an, aber wie hilft mir das beim Anlegen?" magst du dich nun fragen.

Um dir zu erklären warum sich hinter den umständlichen Namen etwas eigentlich gar nicht so kompliziertes und vor allem auch etwas sehr praktisches verbirgt, muss ich ein klein wenig ausholen.

Zurück auf Anfang

Wenn ein Baby geboren wird und auf die Brust der Mutter gelegt wird, zeigt es natürliche Instinkte, die Brustwarze zu finden um so seine erste Stillmahlzeit zu bekommen. Mann nennt dies auch „Breastcrawl". **Dadurch dass es bäuchlings auf dem Oberkörper der Mutter liegt, werden beim Baby Reflexe ausgelöst.** Die sensiblen Punkte beim Baby sind hierbei dessen Brust, Bauch und Vorderseite der Hüfte, die Innenseite der Knie sowie die Füße/Fußsohlen. Werden diese Reflexpunkte aktiviert, kann das Baby sozusagen auf seinen „inneren Bauplan" zurückgreifen und zeigt und folgt den bereits erwähnten Instinkten um an die Brust zu finden, seinen Mund suchend weit aufzusperren und die Brust gut zu erfassen.
Es gibt sogar Babys, die regelrecht unsicher werden, wenn es sich bei einer Stillmahlzeit in einer aufrechten Position ergibt, dass nur wenig „Bauch-an-Bauch" Kontakt zustande kommt. Manchen dieser Babys fehlt dann die Orientierung, sie sind verwirrt, wissen nicht was sie gerade tun sollen und werden dadurch häufig sehr unruhig.
Eine Möglichkeit, dem zu begegnen wäre hier, die aufrechte Position so anzupassen, dass das Baby „Bauch-an-Bauch" mit der Mutter liegt. Eine andere –bessere- Möglichkeit wäre es, die Mutter zu begleiten, eine nach hinten gelehntere Stillposition einzunehmen.

Dr. Theresa Nesbitt vergleicht junge Neugeborene die diese Verhaltensweise zeigen mit Schildkröten: Wenn sie auf der Seite oder auf dem Rücken liegen (beim Baby entspräche das einer aufrechten Stillposition der Mutter), zappeln sie, sind verunsichert und unruhig. Dreht man sie hingegen auf ihren Bauch sind die Bewegungen der Neugeborenen ruhiger, koordinierter und fast schon zielgerichtet (Breastcrawl)

Weg von komplizierten Anleitungen

Abgesehen davon, dass diese natürlichen, eher nach hinten gelehnten Stillpositionen schlichtweg **sehr bequem für frischgebackene Wöchnerinnen** sind, so haben sie noch einen weiteren Vorteil wegen dessen sie sich so gut für die ersten Wochen und Tage eignen: **Sie sind einfach!** Als Stillberaterin (vor allem als Stillberaterin die versucht hilfreiche Informationen in Blogartikel und Stilltipp-Videos zu verarbeiten) steht man immer vor der Herausforderung, einen eigentlich einfachen und natürlichen Vorgang in leicht zu verstehende Worte zu verpacken ohne damit wiederum zu verwirrend zu sein. Das ist gar nicht so leicht! Es ist in etwa so schwer, wie jemandem auf schriftliche Weise das Radfahren beizubringen. Diese Analogie nutzt auch Dr. Theresa Nesbitt, die gemeinsam mit meiner Stillberaterinnen-Kollegin Nancy Mohrbacher viel zu diesem „Natural Breastfeeding“ veröffentlicht hat. Sie vergleicht diese Art des Stillens in den ersten Tagen und Wochen damit, mit Stützrädern Fahrrad zu fahren. Also quasi ein Erlernen des Stillens und ein gemeinsames Einspielen unter geschützten Bedingungen bzw. mit Hilfestellung. Das Gute daran: Diese Hilfestellung können dein Baby und du euch bei der Herangehensweise des Natural Breastfeeding selbst geben.

Aber warum machen wir uns das Leben beim Stillstart unnötig schwer?

Wenn es denn so einfach sein kann, in den ersten Tagen und entspannt zu stillen, warum sind denn dann die aufrechten Stillpositionen auch am Anfang so weit verbreitet?
Eine Vermutung wäre, dass auch hier das Vorbildlernen greift. Wenn man stillende Mütter sieht, dann sind es häufig Mütter deren Babys

bereits etwas älter sind und für welche die aufrechten Positionen gut funktionieren. Zusätzlich sind die aufrechten Positionen der Haltung sehr ähnlich die man beim Flaschenfüttern einnehmen würde.

Hier schauen sich stillende Mütter vielleicht sogar noch weitere problematische Dinge ab, wie z.B. die Herangehensweise das Neugeborene beim Flaschefüttern nicht „Bauch-an-Bauch" sondern eher rücklings und mit leicht verdrehtem Kopf vor sich zu lagern.

Was also tun?

Den Müttern in meinen Kursen oder in meiner Stillsprechstunde empfehle ich, die eher nach hinten gelehnten Positionen des „Natürlichen-Stillens" auf jeden Fall als eine mögliche Variante auszuprobieren.

Analog dazu, dass nicht alle der klassischen aufrechten Stillpositionen jeder Mutter zusagen, liegt wiederum auch diese Art es sich mit dem Baby zum Stillen gemütlich zu machen nicht jeder Frau. Aber um herauszufinden, wie du und dein Baby euch beim Stillen am wohlsten fühlt, lohnt es sich, verschiedene Möglichkeiten zu versuchen.

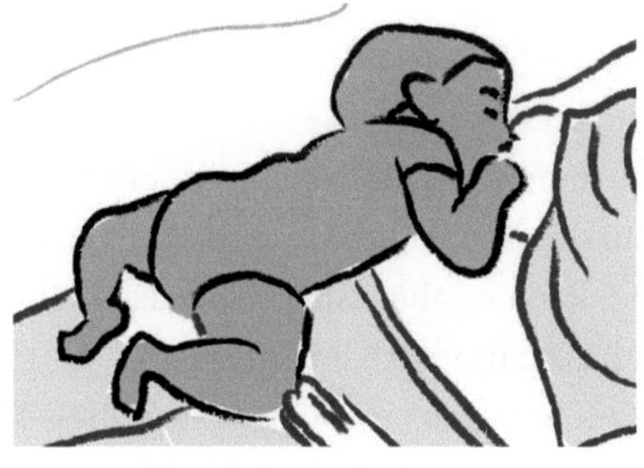

Und so geht es:

1. Mache es dir als erstes selbst gemütlich und bringe <u>DICH</u> in eine für dich bequeme (mehr oder weniger) nach hinten gelehnte Position

Dabei wirst du selbst merken, wie weit nach hinten gelehnt du es am angenehmsten findest. Die genaue Lieblingsposition kann von Frau zu Frau unterschiedlich sein, denn jeder hat andere Proportionen und auch die Sofas, Sessel oder Betten die zur Verfügung stehen unterscheiden sich.

2. Bringe dann dein <u>BABY</u> in eine bequeme Position für euch beide.

Hierbei ist es wichtig, dass dein Baby mit seiner Vorderseite vollen Kontakt mit deinem Körper hat.
Die Punkte bei welchen durch Berührung/Druck die natürlichen Instinkte und Reflexe deines Babys angestoßen werden sind zusätzlich zur Vorderseite des Oberkörpers, an der Innenseite der Knie und an den Füßen deines Babys.
Wenn Babys so auf dem Körper der Mutter liegen sehen sie von ihrer Position her ein wenig aus **wie ein kleiner Frosch**. Am besten liegt dein Baby so, dass du es eigentlich gar nicht festhalten müsstest

3. Bringe deine <u>BRUST</u> in die geeignete Position

In manchen Fällen kann dein Baby die Brust selbst gut erfassen.
Je nachdem wie ihr es euch gemütlich gemacht habt und auch wie eure Proportionen sind, kann es aber auch sein, dass es deinem Baby hilft, wenn du ihm die Brust zusätzlich formst.
Hierbei gelten alle hier bereits erwähnten Grundregeln wie beispielsweise der „Sandwich-Vergleich“ *(Siehe Seite 53)*

Du entscheidest die Position

Wie weit nach hinten gelehnt du es dir zum Anlegen gemütlich machst, entscheidest alleine du.
Denn je nach Körperproportionen, Sitzgelegenheit und Brustgröße kann das was du als angenehm empfindest sehr unterschiedlich sein im Vergleich zu dem was andere Frauen komfortabel finden.

Genauso ist die Position deines Babys ganz flexibel.

Rund um die Brust herum

Da deine Brust rund ist, kannst du im Prinzip rundherum in jeder Richtung anlegen.
Ob dein Baby dabei quer über deinem Oberbauch liegt (*siehe oberes Bild auf Seite 69)*, was bei Kaiserschnittmüttern, welche in der ersten Zeit Schmerzen an der Naht vermeiden möchten, sehr beliebt ist. Oder ob dein Baby eher entlang deines Körpers liegt (*siehe unteres Bild auf Seite 69)*, beides funktioniert gut. Selbst eine Position des Babys mit dessen Füßen über eine deiner Schultern ist machbar.

Diese Flexibilität ist zum einen praktisch, da es dir einen großen zu erkundenden Spielraum für Positionen lässt. Zum anderen ist es gerade in den ersten Tagen und Wochen wichtig, die Brust nicht immer von der gleichen Seite zu belasten und die Richtung aus der dein Baby angelegt wird immer wieder zu wechseln. Dies unterstützt dich, deine Brust rundherum gleichmäßig zu entleeren und hilft zudem wunde Brustwarzen zu vermeiden.
In einer natürlichen Stillposition ist dies ebenso (wenn nicht sogar fast besser) möglich wie bei den klassischen Stillpositionen.

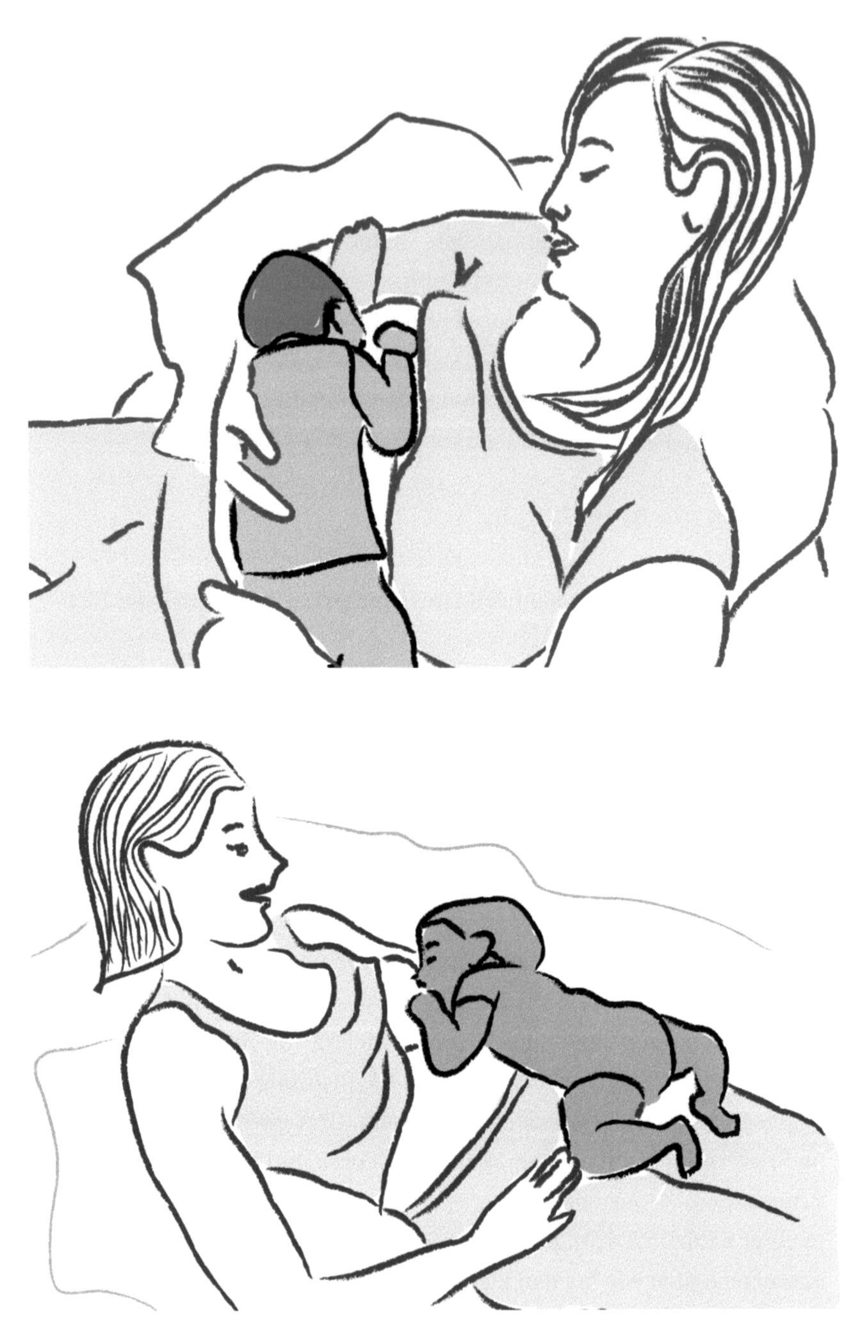

Irgendwie doch noch nicht das Wahre?

Babys die noch unruhig auf eine solche natürliche Stillposition reagieren liegen meistens nicht wirklich so auf der Mutter, dass die Reflexpunkte stimuliert werden.

Hier hilft es zu überprüfen wie das Baby liegt und darauf zu achten, dass das Baby nicht eher auf seiner Seite gelagert ist, sondern wirklich **„wie ein kleiner Frosch" AUF dir liegt und mit seiner gesamten Vorderseite Kontakt hat.**
Manchmal hilft es auch, den Füßen zusätzlich Halt zu geben.

Wenn Mütter das nach hinten gelehnte Anlegen als nicht angenehm empfinden haben sie häufig einfach noch nicht ihre ganz individuelle Position herausgefunden. Hier lohnt Ausprobieren wirklich: Mal etwas aufrechter, mal etwas mehr nach hinten gelehnt. Vielleicht ein anderes Kissen als Unterstützung für den Kopf oder es sich vielleicht nicht auf dem Sofa, sondern auf einem Sessel gemütlich zu machen.

Noch nicht überzeugt? Taste dich langsam heran!

Müttern die große Berührungsängste gegenüber dieser Herangehensweise des Stillens haben, empfehle ich manchmal, sich langsam heranzutasten. Wenn du an einem geeigneten Ort (z.B. Sofa) bist, kannst du versuchen, erst in der gewohnten aufrechten Position anzulegen und dich dann sozusagen mit angelegtem Baby nach hinten lehnen.
Dabei nutzt du zwar nicht die Vorteile beim Anlegen selbst, aber du kannst schon einmal den gemütlichen Teil ausprobieren.

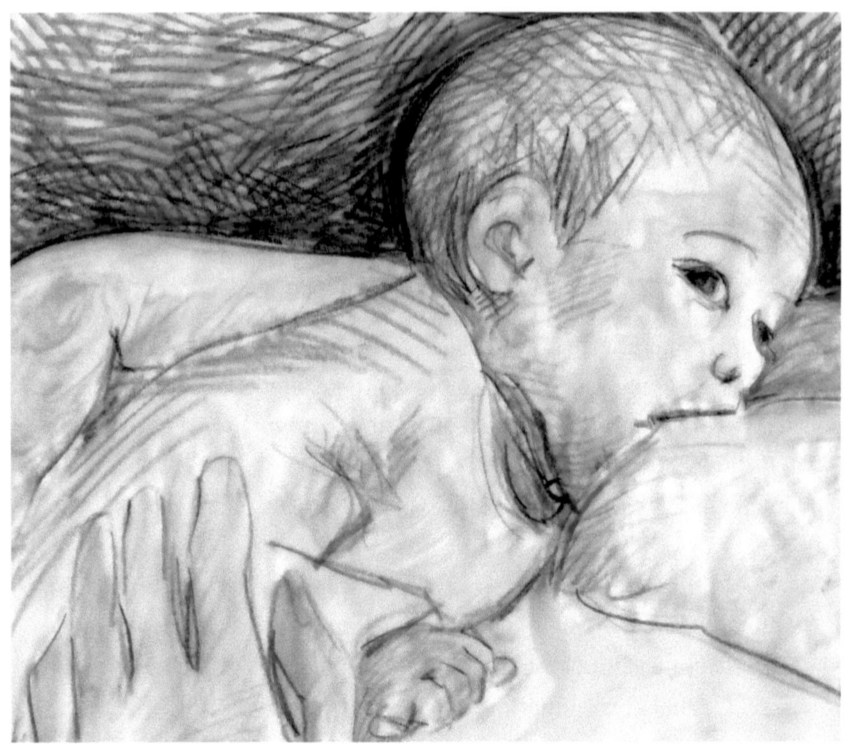

Das Anlegen

Wie bereits erwähnt, docken manche Babys bei dieser Art des Stillens tatsächlich fast von selbst an. Sie erfassen die Brustwarze mit der durch den Rootingreflex ausgelösten, sich hin und her bewegenden suchenden Kopfbewegung.
Vielen Kindern muss man aber trotzem die Brust zumindest ein wenig formen und anbieten. Hierbei gilt es, an genau die gleichen Grundregeln zu denken wie zuvor beschrieben *(an „Sandwich" denken, die Brust in der richtigen Richtung formen, siehe Seite 53)*

Dennoch hat man in der nach hinten gelehnten Position den Vorteil, dass die Kinder das an was man in den aufrechten Positionen selbst denken muss, quasi von alleine machen: **Die Brust erfassen mit einer Bewegung bei der das Kinn zuerst die Brust berührt** *(wie beim Anlegen in den aufrechten Positionen, siehe Abbildungen auf den Seiten 57-58)*. Dies kannst du auch auf dem Bild unten sehr gut sehen.

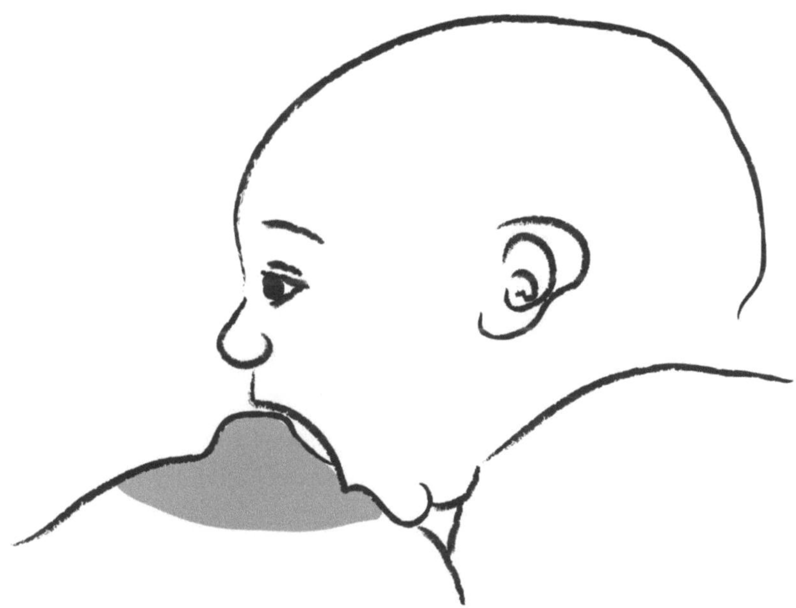

Vielleicht brauchen dein Baby und du ein paar Anläufe bis ihr eure angenehmste Version dieser Stillpositionen gefunden habt. Das ist ganz normal, gerade wenn ihr zuvor hauptsächlich in den klassischen aufrechten Positionen angelegt hattet.

„Stützräder“ für die erste Zeit und im Fall von Problemen

Die Herangehensweise in einer nach hinten gelehnten Position anzulegen hat vor allem **Vorteile in den ersten Tagen und Wochen** wenn dein Baby noch keine „Kopfkontrolle“ hat. Der Kopf deines Babys ist groß und seine Muskeln sind noch zu schwach, ihn zu halten. Nach und nach wird es aber kräftiger und auch routinierter und gewandter dabei beim Anlegen sozusagen selbst mit zu helfen. So dass euch beiden das Anlegen -auch in den aufrechten Stillpositionen- immer problemloser gelingt.

Wenn es beim Stillen Probleme gibt, kann es Mutter und Baby helfen in einer natürlichen Stillposition anzulegen: Z.B. **Babys denen es schwer fällt, ihren Mund weit genug zu öffnen um die Brust tief zu erfassen werden durch anregen ihrer natürlichen Instinkte animiert den Mund weit aufzusperren.**

Auch **bei wunden Brustwarzen kann eine solche nach hintengelehnte Stillposition deutliche Erleichterung bringen,** denn einer der Auslöser für Probleme mit den Brustwarzen ist eine schlechte Lagerung und ein häufiges Abrutschen des Babys. Bei einer natürlichen Stillposition führt man diesen Kampf mit der Schwerkraft erst gar nicht und **es fällt dem Kind nicht nur leichter die Brust tief zu erfassen, sondern auch die Brust in Position zu halten**.

Eine von mehreren Optionen

Unterwegs ist es natürlich nicht immer möglich, auf diese Weise zu stillen. Darum ist mein Rat, auch die anderen Stillpositionen immer wieder auszuprobieren, so dass du sozusagen für alle Eventualitäten gewappnet bist. Nach und nach stillen viele dann schon routinierteren Mütter, ihre bereits etwas älteren Babys tagsüber häufig aufrecht in der Wiegehaltung. Nachts -gerade wenn das Baby sowieso neben einem schläft- ist das Stillen im Liegen sehr beliebt (und praktisch). Aber jetzt, da du eine ganze Bandbreite an Möglichkeiten kennst, hast du genügend Auswahl um die Positionen zu finden, die dir und deinem Baby am meisten zusagen und die für euch am besten funktionieren.

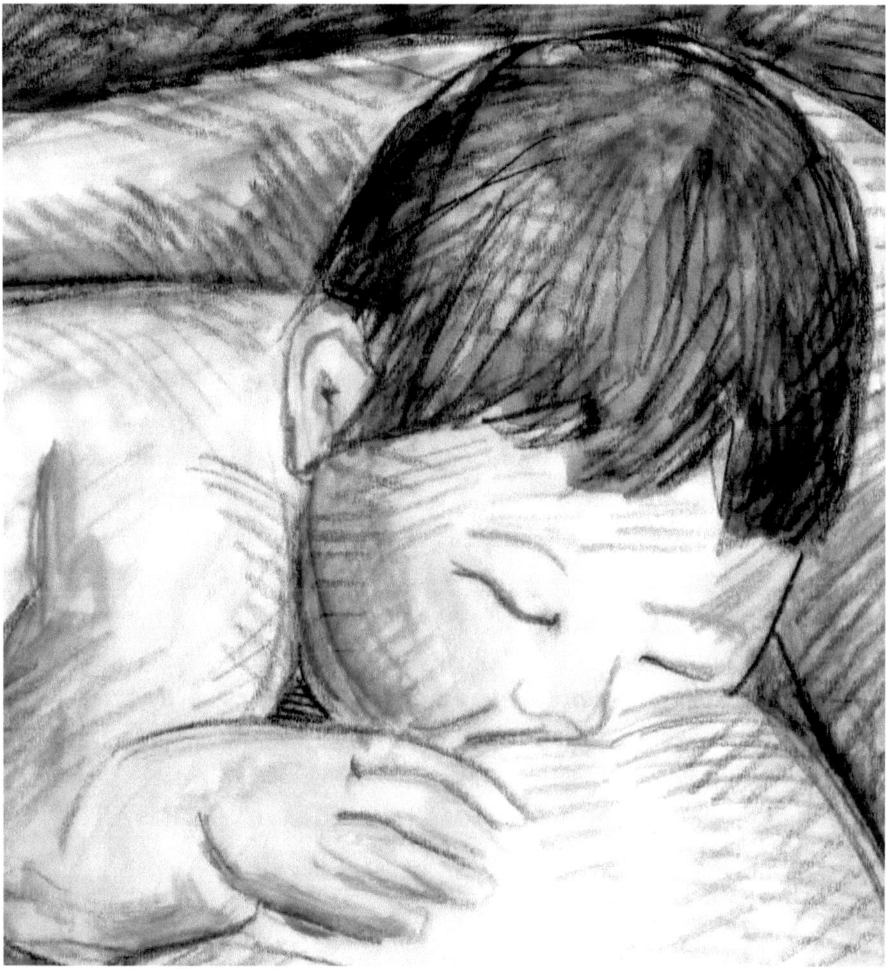

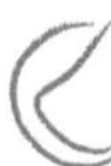

Hunger nach Mama und Papa-Wundermittel Kuscheln und Nähe

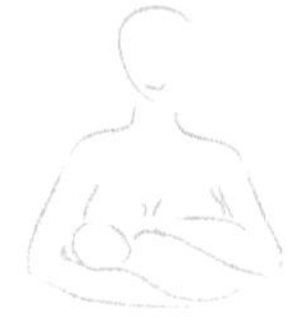

Manchmal kann man sich als Eltern beim besten Willen nicht vorstellen, was ein unzufriedenes Neugeborenes denn noch wollen könnte: Die Windel ist frisch gewechselt, der Tag war nicht zu anstrengend, es ist weder zu warm noch friert es. Und es ist auch nicht immer Hunger nach Milch, wenn ein Neugeborenes in den ersten Stunden und Tagen unruhig ist. **Ein Baby braucht viel Nähe und Geborgenheit.**

Es ist ganz normal, wenn ein Neugeborenes nicht gerne alleine in seinem Bettchen sein will und unruhig ist, sobald man es dort hineinlegen möchte. Nehmt euer Baby beruhigt auf den Arm und kuschelt oder tragt es herum.

Es ist genauso wie mit dem Stillen und auch wichtig für eure Stillbeziehung: **Durch die Erfüllung des Bedürfnisses nach Nähe zu euch, verwöhnt ihr euer Kind nicht.**
Ihr gebt ihm damit das Urvertrauen, welches es braucht um ausgeglichen, zufrieden und selbstbewusst zu sein.

„Verarbeiten"- So unterschiedlich verarbeiten Babys die Erlebnisse rund um ihre Geburt

Manchmal kann der Grund für Unruhe sein, dass die Geburt nicht nur für die Mutter anstrengend war, sondern auch von dem Kind noch verarbeitet werden muss. Das hat auch Einfluss auf das Stillen in den ersten Stunden und Tagen. Denn zwar ist es wünschenswert, dass ein

Baby rasch nach der Geburt das erste Mal an der Brust trinkt und auch in der natürlichen Wachphase der ersten Stunden häufig an die Brust geht. Aber das klappt das nicht immer. Manche Neugeborenen möchten in dieser Zeit einfach noch nicht stillen.
Die Kinder zeigen Zeichen, dass sie noch etwas mehr Zeit brauchen, um richtig „anzukommen". Die Art der Reaktion hängt auch von den Randbedingungen und dem Temperament des Babys ab.

Verarbeiten durch Schreien und Unruhe

Es gibt Neugeborene, die tatsächlich zu „erzählen" scheinen, was sie bedrückt, die ihren Kummer „herausschreien".
Mütter machen das im Prinzip ähnlich. Sie bewältigen ihr Geburtserlebnis, indem sie ihrer Familie oder einer Freundin immer wieder erzählen, was bei der Geburt geschehen ist, was schön war, was ihnen Angst gemacht hat, wobei sie an ihre Grenzen gekommen sind.
Babys machen das genauso, sie bekommen die Gefühlswelt der Mutter rund um die Geburt sehr wohl mit. Sie reagieren auf die gleichen Gefühle und auf ihre eigenen Eindrücke bei der Geburt. Diese Unruhe ist nichts Besorgniserregendes. Gib deinem Baby viel Nähe, sprich mit ihm und gib ihm das Gefühl, dass „seine Geschichte auch gehört wird". Biete zusätzlich deinem Baby ruhig auch immer wieder die Brust an.

Erst mal „abschalten" - schläfrige Kinder

Andere Neugeborene empfinden all diese Eindrücke als zu viel, zu anstrengend oder zu überfordernd. Sie reagieren gerade andersherum, sie ziehen sich quasi zurück, sind schläfrig oder schlafen über Stunden. Auch hier ist der enge Kontakt wichtig: Am besten Hautkontakt auf dem Oberkörper der Mutter. Die Nähe, der Geruch von Mama und die Brust „direkt vor der Nase“ **können helfen, diese Babys aus ihrem Rückzug herauszuholen und ihnen Hunger auf Mamas Brust zu machen.**

Spucken - Erbrechen von Fruchtwasser

Eine weitere Nachwirkung der Geburt bei Neugeboren ist einigen Fällen das Erbrechen von Fruchtwasser und sogenanntem Hämatin (kleine geronnene Blutreste). Manche Babys fühlen sich darum überhaupt nicht „wie neugeboren“. Der Körper des Kindes versucht dabei, das verschluckte Fruchtwasser mit Blutresten (Hämatin) los zu werden. Bis der Magen des Babys sich beruhigt hat, kann es etwas dauern, manchmal bis zu 24h. Viele Eltern erschrecken deshalb natürlich und machen sich Sorgen. Das ist verständlich, aber meist unbegründet. Die Übelkeit wird sich von selbst legen. Manchmal passiert dies tatsächlich von einem Moment zum anderen.
Bei diesen Neugeborenen ist es besonders wichtig, dass man ihnen **immer wieder die Brust anbietet.** So kann der Moment in dem das Baby doch wieder Hunger hat und an der Brust trinken möchte, so schnell als möglich abgepasst werden.

Wenn dein Baby eine längere Phase nach der Geburt noch nicht an der Brust trinken mag, versuche immer wieder etwas Neugeborenenmilch auszustreichen, also per Hand zu entleeren.

Vielleicht kannst du deinem Kind sogar einige Tropfen zu schlecken geben. **Deine Brust wird zusätzlich stimuliert und dein Kind erhält neben den Anlegeversuchen wertvolle Energie.**

Wie du deine Milch von Hand aus deiner Brust gewinnen kannst, erfährst du im nächsten Kapitel ab Seite 79.

Wichtig beim Kuscheln „Haut-auf-Haut“: Warmhalten!

Viel direkter Hautkontakt von Mutter und Kind ist sehr wichtig für beide und sollte ausgiebig, wann immer möglich genossen werden.

Achte dennoch darauf, dass dein Neugeborenes nicht auskühlt während es nackt auf dir liegt.

Es ist von der Natur wunderbar eingerichtet, dass du und dein Baby gegenseitig eure Temperatur reguliert. Kuscheln bei Mama funktioniert sozusagen wie ein sich immer automatisch anpassendes Wärmebett. Aber gerade bei Neugeborenen solltest du zusätzlich darauf acht geben, dass dein Baby **auf der dir abgewandten Seite vor allem auch mit seinen Schultern und seinem Köpfchen nicht auskühlt.** Besonders wenn dein Baby direkt nach der Geburt noch feucht ist! Behalte das mit im Auge und decke dein Baby (bzw. deckt euch gemeinsam) so zu, dass es nicht auskühlt.

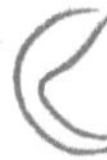

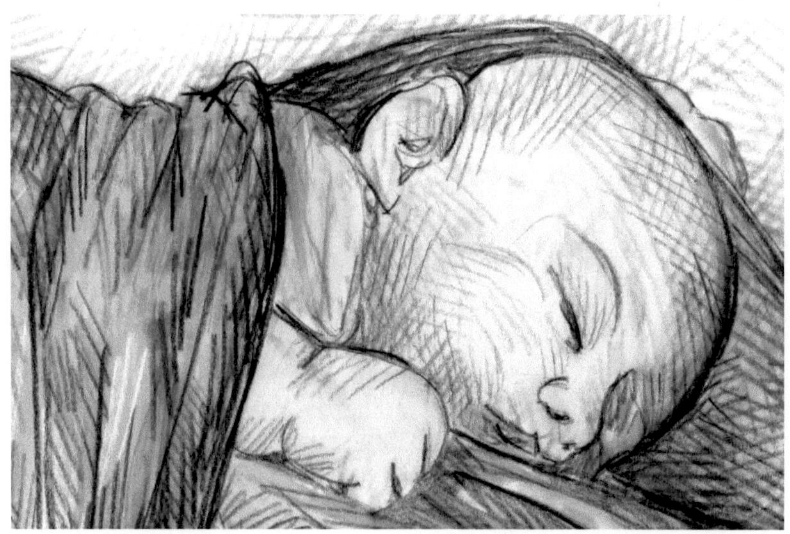

Muttermilch von Hand gewinnen

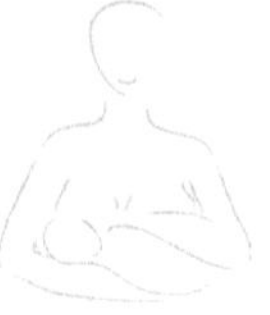

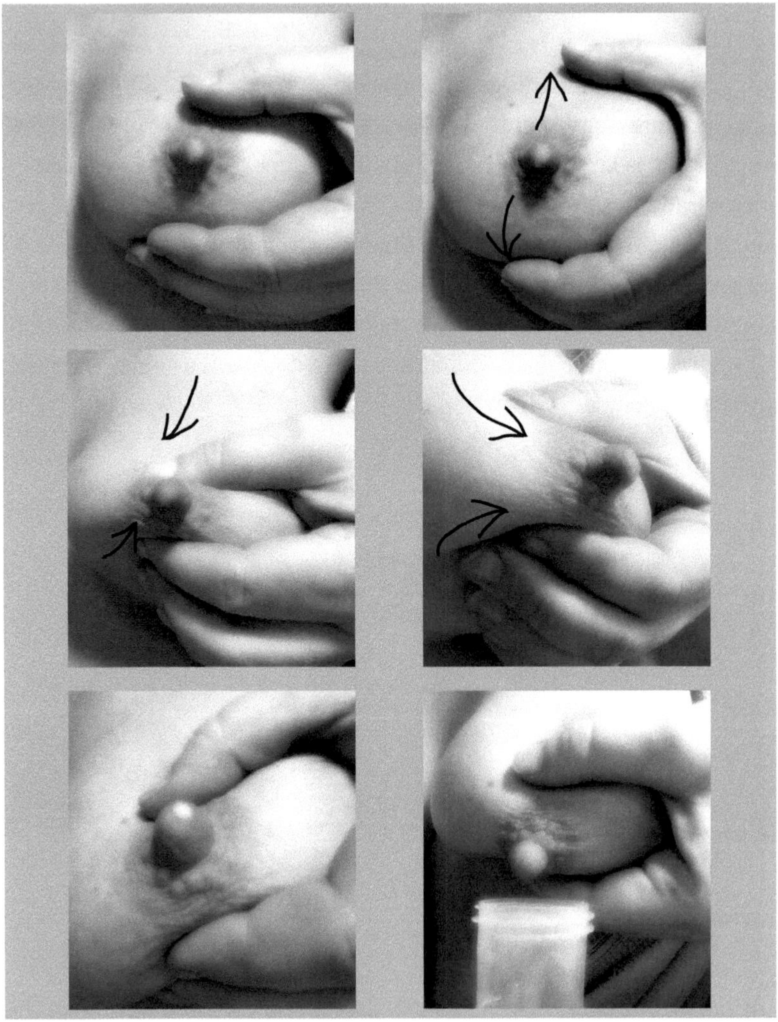

Nicht nur in dieser ersten Zeit kann es hilfreich sein, wenn man in der Lage ist, Milch auszustreichen. Auch später in der Stillzeit ist es beruhigend zu wissen, wie man ohne Kind und Pumpe Muttermilch gewinnen kann, bzw. die Brust entlasten kann.

Der Begriff „Ausstreichen“ ist allerdings etwas irreführend. **Mit einem „Streichen“ über die Haut der Brust allein kann keine Milch gewonnen werden, es muss schon auch etwas „gedrückt“ werden. Aber es soll nicht unangenehm sein oder weh tun.**
Vor dem Ausstreichen hilft unter anderem eine kurze Massage der Brust. Die Berührungsreize und sanfte Lockerung des Gewebes unterstützen den Milchfluss. Auch mit feucht-warmen Auflagen oder alternativ unter einer warmen Dusche lässt sich der Milchfluss zusätzlich unterstützen.

1. Die Brust mit der Hand umfassen, so dass Daumen und restliche Finger sich gegenüberliegen. Taste/fühle dich von der Brustwarze weg, quasi „rückwärts“ entlang deiner Brust in Richtung Brustkorb. Dabei fühlst du, wie sich die Beschaffenheit deiner Brust ändert (mehr Drüsengewebe).

2. Dies ist die Stelle, an der du anfängst, die Brust sanft mit Daumen und Zeigefinger zusammenzudrücken. Dabei wirst du mit den Fingern fast automatisch etwas in Richtung Brustwarze gleiten.

3. Löse den Druck und wiederhole rhythmisch das Zusammendrücken. Vermeide es jedoch, dabei über die Haut zu reiben.

4. Bei diesen ausdrückenden Bewegungen fängt die Milch an, aus deiner Brust zu tropfen bzw. zu spritzen.
   Beachte, dass in den ersten Stunden und Tagen noch die Neugeborenenmilch (Kolostrum) in deiner Brust ist, die deutlich dickflüssiger als reife Muttermilch ist. Darum wird die Milch in dieser Zeit eher Tropfen für Tropfen aus der Brust kommen.

5. Wenn durch dieses Ausdrücken die Milch noch nicht aus der Brust kommt, probiere die Position etwas zu ändern. Viel leicht hast du die ideale Stelle noch nicht gefunden.
(Am besten ist es auch hier, wenn du dich beim Ausstreichen anfangs unterstützen lässt).

6. Wenn der Milchfluss an einer Stelle nachlässt, hilft auch hier eine leichte Änderung der Position der Finger rund um deine Brust herum. Wiederhole dies auch an deiner anderen Brust.

Je nach Menge der Milch, können die Tropfen mit einer Spritze abgesammelt werden, in einem sauberen Löffel oder in einem sauberen/sterilen Behälter aufgefangen werden. Frage bei deiner Hebamme, deiner Stillberaterin oder der Wochenbettschwester nach, welche Methode und Lagerung für die jeweilige Situation am besten geeignet ist.

Videoanleitung „Muttermilch von Hand gewinnen"

Eine ergänzende Videoanleitung zum gewinnen von Muttermilch mit der Hand findest du auf meinem YouTube Kanal sowie auf meiner Homepage:

http://www.entspanntstillen.de/vonhand/
oder
https://youtu.be/ojvfivDFcZQ

Tipps zur Aufbewahrung von Muttermilch und zum hygienischen Umgang mit Flaschen und Zubehör findest du hier:
www.entspanntstillen.de/aufbewahrungmm

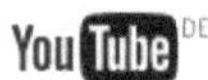

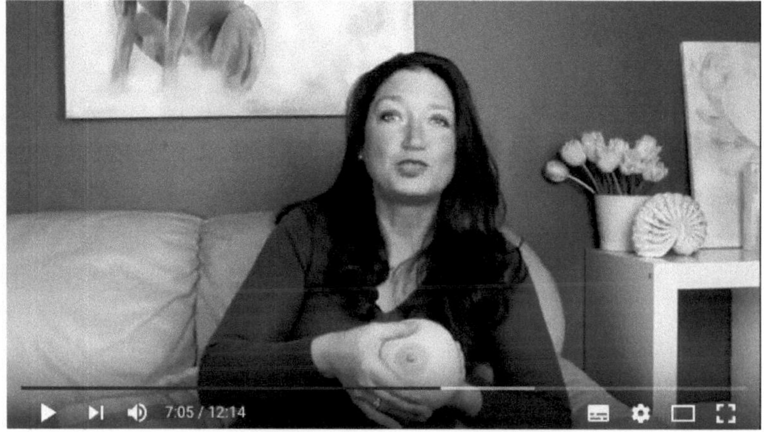

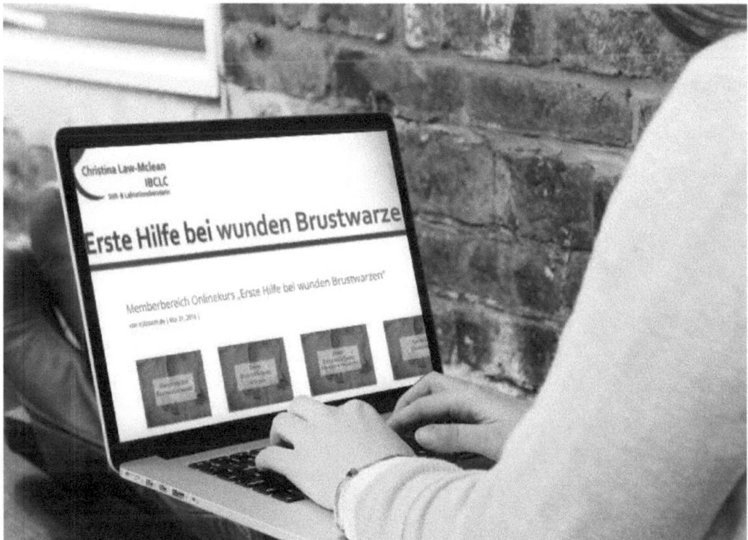

Alle meine Onlinekurse & E-Books findest du unter: www.stillcoach.de

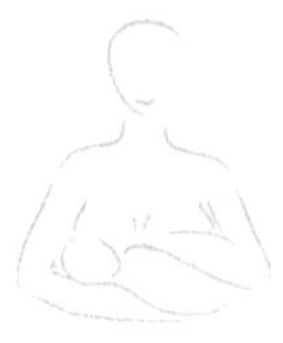

Deine Ernährung in der Stillzeit-
Ausgewogen & ohne Extreme genießen was du möchtest

Eine sehr häufige Frage in meinen Kursen ist: **„Was darf ich denn überhaupt essen als stillende Mutter?“** Die Frauen erwarten dann von mir meist, dass ich ihnen eine Liste mit „erlaubten“ und eine Liste mit „verbotenen“ Lebensmitteln in die Hand drücke, denn leider halten sich pauschalisierende Volksweisheiten wie „keine Hülsenfrüchte und Kohlgerichte wegen Blähungen“ hartnäckig. Aber solch eine Liste gibt es nicht, zumindest nicht eine die für alle Mutter-Kind-Paare gültig wäre.

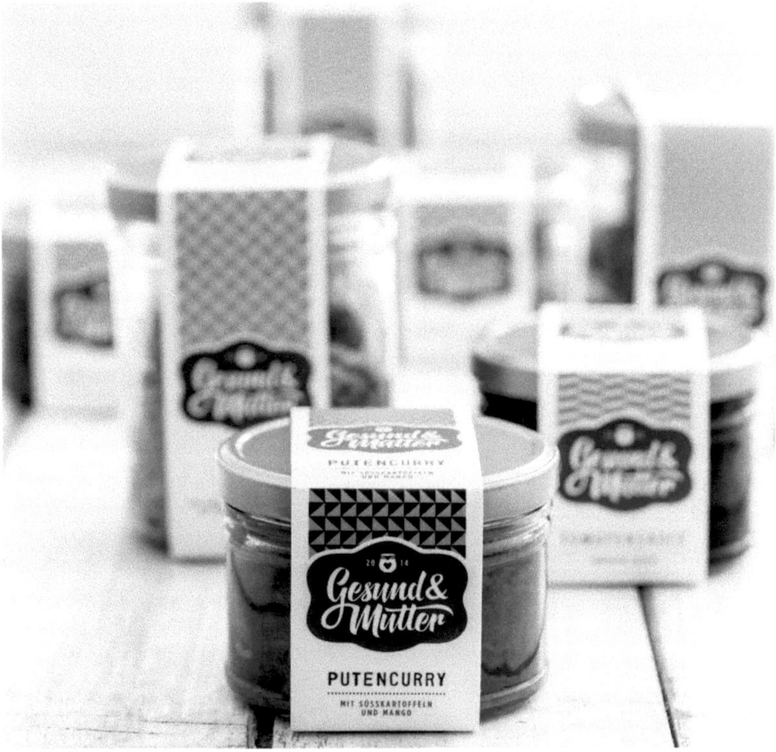

Bild: www.gesundundmutter.de

Keine pauschalen Verbote bei Lebensmitteln

Inzwischen empfehlen wir in der Stillberatung nicht mehr von vorne herein dieses oder jenes Lebensmittel zu meiden (früher gab es diese „Regeln" tatsächlich). Vielmehr wird heute der individuelle Einzelfall betrachtet: Was Mutter (und Vater) gut vertragen kann meist ganz normal gegessen werden, was von der Mutter (und dem Vater) hingegen nicht gut vertragen wird sollte eher gemieden werden. Sprich: Wenn du und dein Partner beispielsweise grüne Bohnen gut vertragt, ist die Wahrscheinlichkeit relativ hoch, dass euer Baby dies genau so verträgt. **Im Zweifelsfall kannst du das jeweilige Lebensmittel in Maßen ausprobieren und falls dein Baby doch negative Reaktionen zeigt, dies in Zukunft weg lassen.** Verbote von vornherein machen keinen Sinn und geben grundlos das Gefühl eingeschränkt zu sein.

Ähnlich wie bei den als blähend verschrienen Gemüsesorten ist es beispielsweise bei scharfen Gerichten. Wenn scharfe Gerichte zur Lebenswelt der Familie gehören, und auch in der Schwangerschaft genossen wurden, so spricht nichts dagegen, diese -in Maßen- weiterhin auf dem Speiseplan zu haben. Wenn du so etwas bislang nicht kanntest, ist die Stillzeit nicht unbedingst der Zeitpunkt an dem du dies im Extrem probieren solltest. Tastet euch lieber langsam heran.

Auch bei den als wundmachend verrufenen Obstsorten kannst du ähnlich vorgehen. Es gibt Kinder welche mit Wundheit am Po reagieren wenn die stillende Mutter Zitrusfrüchte gegessen hat, viele andere Kinder wiederum reagieren nicht. Ähnlich gilt dies für anderes Obst und Früchte. **Auch hier hilft es nur, mit maßvollem Genuss auszuprobieren, ob dein Baby das Obst oder die Früchte verträgt.**

Die Lebensmittel welche in der Schwangerschaft verboten waren (z.B. Rohmilchkäse, Sushi, Mettbrötchen & Co.), sind nun in der Stillzeit wieder erlaubt. **Übrigens: Der Kalorienbedarf ist in der Stillzeit etwa 500 kcal höher als sonst.** Solltest du in der Stillzeit allerdings abnehmen wollen, so ist es zu empfehlen, dies nicht zu extrem zu tun. Wenn du in der Woche nicht mehr als 0,5kg an Gewicht abnimmst, so ist dies jedoch in Ordnung.

Nur noch literweise Stilltee trinken?

Auch bei den Getränken hast du nach wie vor Auswahl. Für Obstsäfte gilt das gleiche wie für Obst selbst: Ausprobieren! Nicht alle Kinder reagieren auf beispielsweise Orangensaft, andere schon.
Früher hießen die Tees für frischgebackene Mütter noch häufig „Milchbildungstees", nun stehen sie meist als „Stilltee" in den Regalen von Drogeriemärten, Teeläden und Apotheken. Zwar enthalten einige davon Bockshornkleesamen (diesem wird traditionell milchbildungssteigernde Wirkung zugesprochen, was aber wissenschaftlich nicht nachgewiesen und sogar umstritten ist), aber die Dosis in den Teemischungen ist -auch aus geschmacklichen Gründen- relativ gering.
Die weiteren Zutaten sind meist Kräuter denen beruhigende oder entblähende Wirkung nachgesagt werden, wie beispielsweise Anis, Fenchel und Kümmel.
Wenn dir dieser Art Kräutertees aber gar nicht schmecken, musst du dich nicht zwingen, diese nun in der Stillzeit zu trinken.
Wenn du solche Tees hingegen gerne magst, ist ein Stilltee natürlich eine gute Ergänzung deiner Getränkepalette.

Aber: Sei vorsichtig mit Salbeitee und Pfefferminztee oder mit Mischungen die diese enthalten, denn sie wirken milchreduzierend. Selbst starke Salbeibonbons können diese Wirkung haben.

Von der **Trinkmenge** her solltest du zwar ausreichend trinken (also 3-4 Liter am Tag, was für manche bereits recht viel ist) aber du solltest es nicht übertreiben. Eine zu große Trinkmenge kann sogar eher einen negativen Einfluß auf deine Milchbildung und Milchmenge haben.

Also: Ausgewogen, maßvoll und ohne Extreme essen, was du und dein Partner gut vertragen und was ihr gerne mögt. Das Baby dabei beobachten ob es dies ebenso verträgt.
Dazu normal trinken (zu den Mahlzeiten etc.) plus dir immer wenn du es dir zum Stillen gemütlich machst ein Glas Wasser (Saft etc.) oder eine Tasse Tee bereit stellen.

Kaffee, Tee und Alkohol

In der Stillzeit haben Mütter häufig Sorge, dass das sowohl in Kaffe als auch in Schwarztee/ Grüntee enthaltene Koffein/Teein negative Einflüsse auf ihr Baby hat.
Zwar ist es richtig, dass Inhaltsstoffe wie Koffein über die Muttermilch auch zum Baby gelangen, aber wenn man Kaffee oder Tee maßvoll genießt und ein paar Kleinigkeiten beachtet, steht dem ein oder anderen Tässchen Kaffee oder Tee auch in der Stillzeit nicht im Wege. Koffein baut sich in deinem Körper relativ zügig ab. **Das heißt, wenn du eine Tasse starken Kaffee trinken möchtest, tu dies direkt nach einer Stillmahlzeit** (oder einem Pumpvorgang). Denn dann ist der Spiegel des Koffeins im Blut zur nächsten Stillmahlzeit bereits zumindest teilweise wieder abgesunken. Koffein wird zwar auch bei Neugeborenen oder Frühgeborenen als Medikament eingesetzt. Aber die Dosis macht den Unterschied. Bekommt dein Baby etwas von dem Koffein ab, kann es sein, dass es eventuell etwas unruhig wird und nicht so gut schläft. Die Menge die dein Baby durch die Milch abbekommt, selbst wenn du die letzte Tasse Kaffee kurz vor der Stillmahlzeit getrunken hast, dürfte dennoch relativ gering sein. **Deshalb auch die Empfehlung „in Maßen zu genießen", also anfangs nicht mehr als 3 Tassen täglich.**

Alkohol hingegen sollte in der Stillzeit nach wie vor nicht getrunken werden. Allenfalls in besonderen Ausnahmefällen und in sehr geringen Mengen (z.B. ein halbes Gläßchen Sekt an Silvester). Auch Alkohol wird relativ schnell im Körper abgebaut. Es gilt die gleiche Empfehlung wie für Kaffee und Tee beschrieben: Wenn du ausnahmsweise eine kleine Menge trinken möchtest, dann möglichst nach dem Stillen.

Wie sieht es mit vegetarischer oder veganer Ernährung in der Stillzeit aus?

Wenn du dich ausgewogen **vegetarisch** ernährst, so ist dies kein Problem in der Stillzeit.
Bei dem Wunsch dich **vegan** zu ernähren, solltest du dich gut informieren, dies eventuell mit deinem Arzt besprechen oder vielleicht auch eine Ernährungsberatung machen. Denn es kann eventuell nötig sein, dass du in der Stillzeit zusätzlich Vitamine einnehmen mußt welche in tierischen Lebensmitteln enthalten sind und die dein Körper nicht selbst herstellen kann (z.B. Vitamin B12). Gerade in der Stillzeit, die deinem Körper viel Energie abverlangt solltest du dies berücksichtigen und dich auch diesbezüglich **gut informieren**.

Allgemeine Empfehlung

Stillende Mütter sollten auch möglichst ausreichend **langkettige Fettsäuren** zu sich zu nehmen (z.B. durch Seefisch). Hiervon erhofft man sich einen schützenden Einfluss bezüglich des Auftretens von atopischen Erkrankungen wie Neurodermitis und Asthma beim Baby.

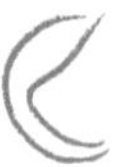

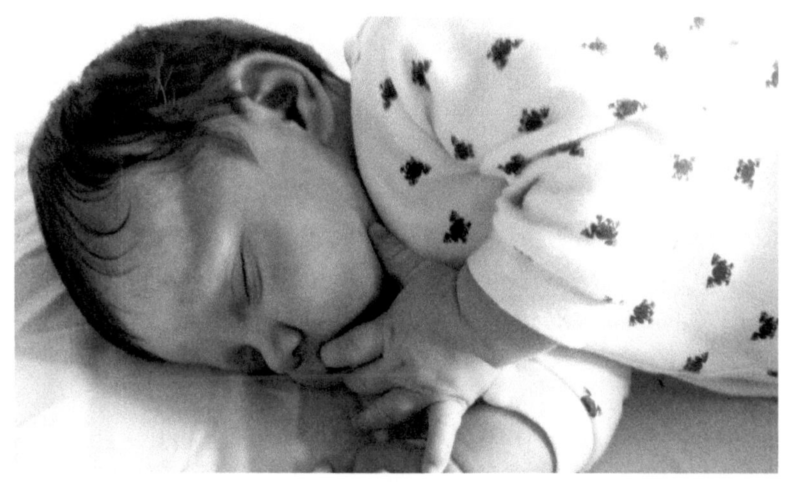

Vom Schlafen und Stillen

Neugeborene sollen nach Bedarf gestillt werden. **Da der Babymagen** *(wie auf Seite 24 beschrieben)* **noch klein ist, verteilen sich die mindestens 8-12 Mahlzeiten innerhalb 24h nicht nur auf den Tag sondern auch auf die Nacht.** Stillen „rund um die Uhr" unterstützt außerdem die gute Milchbildung. Stillen hilft dir zudem dabei, die nächtlichen Mahlzeiten deines Babys und deinen eigenen Schlafbedarf gut unter einen Hut zu bringen.

Der normale Schlafplatz für ein Neugeborenes ist nachts in deiner Nähe. Dort schläft es am ruhigsten und du musst für die Mahlzeiten in dieser Zeit nicht weit laufen, sondern dich nur umdrehen und dein Baby zu dir holen. Das Stillhormon Prolaktin unterstützt dich zusätzlich dabei, nach dem Anlegen selbst rasch wieder zur Ruhe zu finden. Dein Baby lernt beim Schlafen in deiner Nähe ohne Angst und mit deiner liebevollen Begleitung nach und nach, nachts alleine durchzuschlafen wenn es älter ist.

Es gibt dabei unterschiedliche Möglichkeiten, für dein Baby in deiner Nähe zu schlafen:

- Im **Beistellbett/ Babybalkon** (das heißt in einem eigenen Bettchen, welches aber ohne Gitter quasi in dein Bett übergeht)
- Im **eigenen Bett, aber in eurem Schlafzimmer**
- Im **Familienbett**, also im Bett bei dir und deinem Partner
- Im eigenen Bett in seinem Kinderzimmer, aber du schläfst dort, z.B. auf einem zusätzlichen Bett oder einer Matratze

Welche Lösung für deine Familie am besten ist, müsst ihr gemeinsam entscheiden. Denn Mutter, Vater und Kind müssen alle mit der Schlafsituation zurechtkommen und sich damit wohlfühlen.

Schlafen im Familienbett ist sicher, wenn die Eltern nicht rauchen, keinen Alkohol getrunken haben, keine Drogen oder das Schlafverhalten ändernde Medikamente genommen haben. **Und auch wenn dein Baby direkt bei dir schläft, sollte der Schlafplatz sicher im Sinne der Empfehlungen für den gesunden Babyschlaf sein.**
Diese Empfehlungen werden von Kliniken und Kinderärzten den Eltern von Neugeborenen mit auf den Weg gegeben, um das Risiko für den plötzlichen Kindstod zu senken. Zwar wurde bislang kein ganz eindeutiger medizinischer Grund dafür ausfindig gemacht, aber man kann u.a. durch diese Maßnahmen das Risiko senken:

- **Rückenlage:** Babys sollten im unbeobachteten Nachtschlaf in Rückenlage schlafen gelegt werden
- **Rauchfrei:** Elterliches Rauchen wurde ebenfalls als großer Risikofaktor für den plötzlichen Kindstod ausfindig gemacht
- **Raumklima:** Überwärmung sollte vermieden werden. Eine Schlaftemperatur von etwa 16-18°C ist zu empfehlen
- **Keine Bettdecke, sondern ein Babyschlafsack, sowie keine großen Kuscheltiere, kein Kopfkissen oder Lagerungskissen** unter die das Baby rutschen könnte

- Das Baby sollte **im Schlafzimmer der Eltern** schlafen, im eigenen Bett oder im Bett der Eltern (siehe oben)
- **Stillen ist ein Schutzfaktor**

Für weitere Informationen über die Empfehlungen zum gesunden Babyschlaf bekommst du in deiner Geburtsklinik oder vom Kinderarzt meist einen Flyer oder ein Informationsschreiben mit nach Hause.

Tipps zum sicheren Schlafen im Familienbett (und auch allgemein viele weitere interessante Infos zu Babynächten) findest du z.B. im Buch „Schlaf gut, Baby!" *(siehe meine Buchtipps auf Seite 151)*

Tag-Nacht-Rhythmus

Erleichtere es deinem Baby, einen Tag-Nacht-Rhythmus zu entwickeln, indem du beim nächtlichen Versorgen nur wenig und wenn, dann gedämpftes Licht anmachst und dich auch ansonsten ruhiger verhältst als tagsüber. So wird es sich bald darauf einstellen.

Nachts Stillen

Wenn dein Baby nachts aufwacht und trinken möchte, ist es eigentlich am einfachsten, dich zu deinem Baby neben dir (z.B. im Bett oder Beistellbett) zu drehen und ihm liegend die Brust zu geben. Wenn die Mahlzeit beendet ist, könnt ihr beide schnell wieder zum Schlaf übergehen. In den ersten Tagen und eventuell Wochen wird es nötig sein, am Bett eine kleine sanfte Lichtquelle zu haben um das richtige Erfassen der Brust und die Reaktionen des Kindes sehen zu können bzw. sich dabei sicherer zu fühlen. Mit der Zeit werdet ihr beide aber so eingespielt und routiniert sein, dass das Stillen meist auch im Dunkeln also quasi „fast wie im Schlaf" gut klappt.

Manche Mütter kommen hingegen besser zurecht, sich im Bett oder einem Sessel im Schlafzimmer hinzusetzen. Dies ist ganz dir überlassen. Du sollst dich dabei wohl, sicher und entspannt fühlen.

Durchschlafen

Lasse dich bitte nicht stressen von Nachfragen ob das Baby schon durchschläft! In ersten Monaten und sogar in den ersten Jahren ist es ganz normal, dass dein Baby nachts noch aufwacht: Entweder „einfach so", weil es deine Gegenwart spüren möchte oder auch um zu stillen, weil es hungrig ist oder beides zusammen. Erst recht ein Neugeborenes, es braucht rund um die Uhr Nahrung und Nähe um zu gedeihen. Auch ist es normal, dass sich Babys Schlafgewohnheiten, unabhängig davon ob es gestillt wird oder nicht, immer wieder ändern. Es wird Zeiten geben, in denen es öfters aufwacht oder trinkt, dann wieder wird es längere Phasen am Stück schlafen.

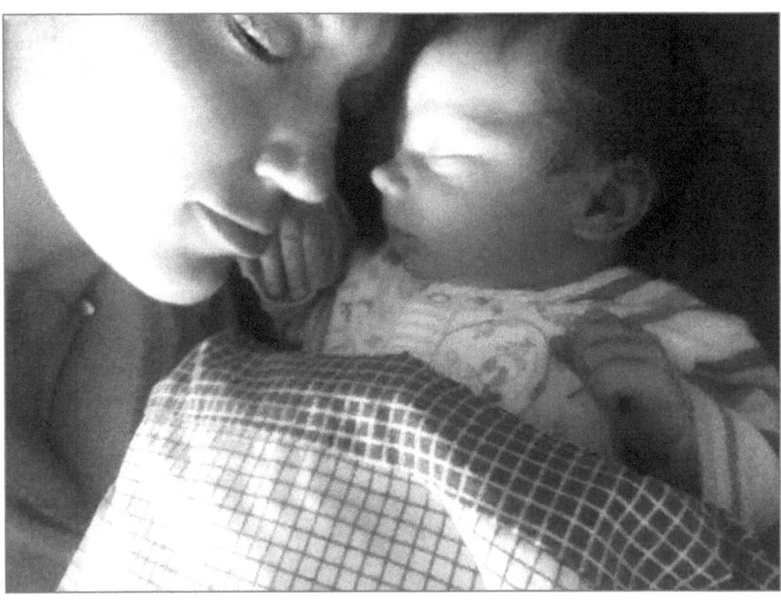

WARUM EINSCHLAFSTILLEN NICHT NUR OK SONDERN GANZ NORMAL IST

Ich höre bereits das „aber“ bei manchen von euch Lesern. Für mich gibt es kein „aber“, ich stehe dazu: „Einschlafstillen ist vollkommen ok und sogar normal“! Aber der Reihe nach, fangen wir erst man von vorne an:

WARUM SCHLAFEN BABYS BEIM STILLEN ÜBERHAUPT SO PRIMA EIN?

Stillen ist für Neugeborene einerseits der Inbegriff von Nähe. Es kann auf ganz vielen Ebenen „Mama tanken“. Diese Nähe gibt Sicherheit, Geborgenheit und beruhigt deshalb ungemein. Eigentlich wäre das alles bereits genug um sanft ins Land der Babyträume zu sinken.
Zusätzlich wirken mehrere Mechanismen unter anderem auf hormoneller Ebene zusätzlich schlaffördernd. Die Zusammensetzung der Muttermilch folgt einer spanischen Studie zufolge einem 24-Stunden-Rhythmus. Am Abend und in der Nacht beispielsweise ist der Tryptophan-Wert in der Muttermilch erhöht. Diese Aminosäure spielt eine wichtige Rolle bei der Produktion von Serotonin und Melatonin, die wiederum mit für die Regulierung des Schlaf-Wach-Rhythmus verantwortlich sind. Zusätzlich fanden die Forscher sogenannte Nukleotide in der Muttermilch welche je nach Tageszeit eher schlaffördernd oder eher anregend wirken. **Muttermilch und Stillen wirken also auf ganz vielfältigen Wegen als „natürliches Schlafmittel“**

DAS BEDÜRFNIS IN DER NÄHE DER MUTTER/ ELTERN ZU SCHLAFEN

Babys schlafen ungern alleine. Zurecht! Wenn man das Ganze einmal aus unserer Menschheitsgeschichte heraus betrachtet, so wie dies der Kinderarzt und Autor Dr. Herbert Renz-Polster in seinem Buch *„Kinder Verstehen“ tut (siehe Buchtipps Seite 151)* , merkt man, dass das auch durchaus Sinn macht. So schreibt er in diesem Buch:

„So unpraktisch dies ist, evolutionsbiologisch betrachtet ist es sinnvoll: Ohne den Schutz von Erwachsenen einzuschlafen war unter den Bedingungen der menschlichen Frühgeschichte ein Rezept für den sicheren Tod. Die ungeschützten Winzlinge wären von Hyänen verschleppt, von Bären gefressen oder durch eine plötzliche Kaltfront unterkühlt worden. Kein Wunder also, dass nicht die oft besungenen Sternlein am Himmel die Brücke zum Schlaf bilden, sondern ein vertrauter Mensch und die mit ihm verbundenen Merkmale – vom Hautkontakt bis zur gewohnten Stimme."

DIE EWIGE LEGENDE VOM TYRANNEN

Leider hält sich in unserer Gesellschaft teilweise noch hartnäckig die Befürchtung, man könne ein Baby verwöhnen und sich so einen „Tyrannen heranzüchten". Und Überbleibsel dieser Sichtweise halten sich nicht nur bei den Großeltern und Ur-Großelterngenerationen. Erschreckenderweise kommen Warnungen a la „wenn du ihn jedes Mal in den Schlaf stillst, wirst du ihn nie los" oft genug auch von anderen Müttern. Richtig gruselig wird es, wenn man sich einmal ansieht, woher diese „Lehren" (zu denen übrigens noch viel mehr unsinnige Ideen wie „Babys sich in den Schlaf schreien lassen" etc. gehören.) kommen. **Nein, man kann ein Baby nicht mit Einschlafstillen oder der Erfüllung anderer Bedürfnisse verwöhnen, Punkt!** Und mit einem bedürfnisorientierten Umgang und Erziehungsstil zieht man sich keinen Tyrannen heran, sondern ein ausgeglichenes selbstsicheres Kind.

ZWEI SCHRITTE VOR, EINEN ZURÜCK

Nicht nur im Babyalter, aber dort vermehrt, beobachte ich bei vielen Kindern dieses Muster des „zwei Schritte vor, einen zurück".

Nach einem mehr oder wenig großen Entwicklungsschritt, der den Eltern meist das Gefühl gibt, dass es „voran geht", dass das Kind „endlich“ besser schläft, krabbelt, Beikost isst, läuft (was auch immer), folgt oft wieder ein kleiner „Rückschritt“, zumindest fühlt es sich für die Eltern so an. Charakteristisch für diesen vermeintlichen „Rückschritt“ ist nicht selten ein wieder verstärktes Bedürfnis nach Nähe bei den Kindern, sowie bei Stillkindern das Verlangen nach möglicherweise wieder mehr Stillmahlzeiten oder die Rückkehr zum vielleicht schon zeitweise nicht mehr nötigen Einschlafstillen.

UNGÜNSTIGES TIMING

Manchmal kommt auch einfach schlechtes Timing dazu. Ruck-zuck ist dann ein Baby welches vielleicht bereits nahezu durchgeschlafen hatte, welches sich schon fast „wie ein Kleinkind angefühlt“ hatte und das kurz vor dem endgültigen Abstillen stand wieder ein kleines nähebedürftiges Babybündel. Beispielsweise im Alter von so etwa 10 Monaten sind die Kinder von Natur aus wieder etwas anhänglicher. Bei den Müttern dreht sich aber in dieser Zeit bereits häufig im Kopf alles um den Wiedereinstieg in den Beruf und den Krippenstart für das Kind wenn dieses 1 Jahr alt wird. Diese beiden Phasen verstärken sich dann oft gegenseitig. Das Kind merkt, dass Mama „sich entfernen“ möchte oder auf Abstillen hindrängt. Klar dass viele Kinder darauf mit einer starken „Gegenbewegung“ reagieren und erst recht Stillen wollen und erst recht zum Einschlafen nicht nur Nähe sondern auch (wieder) die Brust einfordern.

Und auch das ist ganz normal! Wenn dein Baby merkt, dass du für es da bist, dass es die Nähe die es braucht auch bekommt wird sich diese Phase von selbst wieder legen.

Darum ist es für Mütter, welche kurz vor dem Wiedereinstieg in den Job noch „schnell, schnell“ abstillen wollen wert darüber nachzudenken, damit noch etwas zu warten. Denn bei innigen Stillmahlzeiten können du und dein Baby die Zeit der noch ungewohnten Trennung sozusagen aufholen, das tut euch beiden gut!

DER DRANG NACH SELBSTSTÄNDIGKEIT BRINGT DIE LÖSUNG

Dein Baby hat das Bedürfnis nach Nähe sozusagen in seinem mitgegebenen „Bauplan". Aber es hat dort ebenso das Bedürfnis nach Selbstständigkeit mit auf den Weg gegeben bekommen. Und je älter es wird, desto mehr kommt auch dieses zum Tragen.

Das heißt, du brauchst nicht Sorge zu haben, dass dein Kind „ewig" an der Brust einschlafen möchte. Wenn es reif genug dafür ist, wird es ganz von selbst den Antrieb haben, ohne Brust einzuschlafen und auch im eigenen Bett schlafen zu wollen. Versprochen!

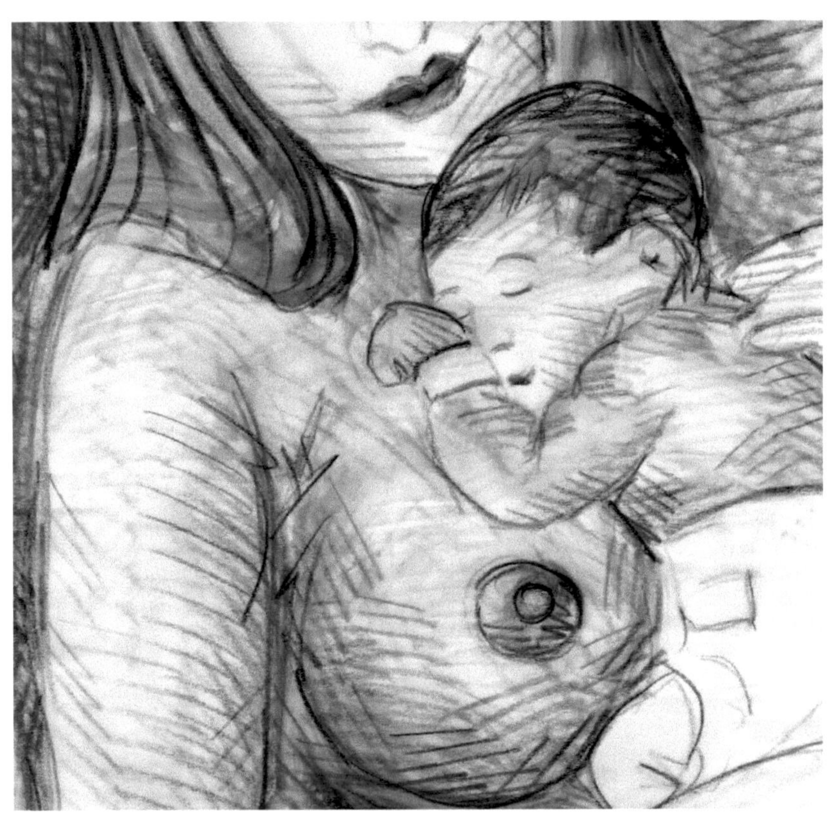

Babyblues?
- Wenn es mal nicht so gut läuft

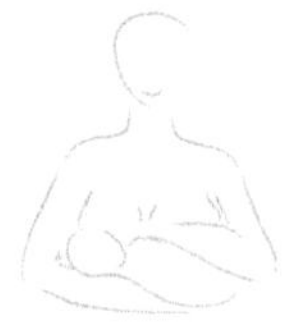

Wunde Brustwarzen

Zum Stillbeginn haben viele Frauen beanspruchte Brustwarzen, wobei leichte und rasch vorübergehende Schmerzen noch im Rahmen des Normalen sein können (aber dennoch auf jeden Fall beobachtet werden sollten!). Hier genügt es oft, als Pflege die Muttermilch nach dem Trinken antrocknen zu lassen.

Der Begriff „Wunde Brustwarzen" fasst einen sehr großen Bereich von unterschiedlichen Beschwerden zusammen. Die Gründe für die Schmerzen können sehr vielfältig sein, sie können sowohl durch Reizung und Verletzung aber auch eventuell durch eine folgende Infektion verursacht werden. In vielen Fällen kann dir deine Hebamme, die Wochenbettschwester oder deine Stillberaterin schon mit einfachen Tipps zum Anlegen oder zur Anlegetechnik helfen, in anderen Fällen sind ganz verschiedene weitere Maßnahmen nötig. **Und da die Gründe für wunde Brustwarzen eben sehr unterschiedlich sind, ist ist dieser Expertenblick sehr sinnvoll.**

Die beste und wichtigste Therapie bei wunden Brustwarzen ist es, die Ursache dafür abzustellen.

Diese liegt unter anderem häufig schlicht an der „Technik", also daran wie man anlegt oder auch wie das Baby die Brust erfasst, **z.B. wenn das Baby öfters nur die Spitze der Brustwarze ansaugt oder diese während des Trinkens immer wieder herausgleiten bzw. verrutschen lässt.**

- **Immer auf gutes Anlegen achten!** *(Siehe Anlegetechnik ab S.42)*
- **Position immer wieder wechseln** damit die Brustwarze nicht immer an der gleichen Stelle belastet wird
- **Starte** beim Anlegen auf der **weniger schmerzhaften Seite**
- **Löse Milchspendereflex bereits vor dem Anlegen aus**
- Ev. zwischen den Mahlzeiten Brustwarze mit „Brustdonut" oder Brustwarzenschoner entlasten

Begleitend gibt es eine Vielzahl an Pflegemitteln und ergänzenden Therapien. Auch hier kommt es bei der Auswahl darauf an, was der Grund für die Entstehung der Probleme war und wie der aktuelle Zustand ist. **Eine recht universelle Pflege ist hochgereinigtes Lanolin, also Wollfett.** Dies kann verhindern, dass die Brustwarzen rissig werden. Auch wenn bereits kleine Risse da sind, hilft Lanolin, dass diese nicht größer werden, dadurch dass es die Haut geschmeidig hält. **Ganz wichtig bei Lanolin ist es, dies wirklich ganz dünn aufzutragen!** Ansonsten kann es einen gegenteiligen Effekt haben und die Brustwarzen aufweichen und so noch verletzlicher machen. Außerdem werden zusätzlich noch viele Hilfsmittel wie z.B. Stillhütchen angeboten. Auch wenn diese manchmal als „der Geheimtipp" angepriesen werden, so gehören **einige dieser Hilfsmittel am besten in die Hand von Fachleuten**. Dann können sie in manchen Problemsituationen gut helfen. Bevor du also beispielsweise Stillhütchen verwendest, lasse dich von deiner Hebamme, der Wochenbettschwester oder deiner Stillberaterin beraten und auch im Verlauf betreuen, denn bei falscher Anwendung können sie vielleicht sogar den gegenteiligen Effekt erzielen.

Neben den vielen Hilfsmitteln und Anwendungen wie Salben und Kompressen kann begleitend auch eine sogenannte „LowLevelLaser-Therapie" gute Erfolge für die Heilungsunterstützung bringen. Dieser „Softlaser" beeinflusst nicht nur die Heilung positiv, sondern lindert in vielen Fällen auch den Schmerz an der betroffenen Stelle.

(Umfangreiche Infos und Tipps hierzu kannst du auch **in meinem** ***Onlinekurs „Erste Hilfe bei wunden Brustwarzen“*** *finden. Einen Gutscheincode hierfür erhältst du im Leser-Downloadbereich)*

Beschwerden beim Milcheinschuß

Der sogenannte Milcheinschuß ist -wie bereits erklärt- eine **Schwellung des milchbildenden Gewebes in der Brust während der Zeit in der die Neugeborenenmilch anfängt, in die reife Muttermilch überzugehen.** Dies ist etwa ab dem 2.-4. Tag nach der Geburt der Fall.

Diese Schwellung ist ganz normal, da deine Brust quasi „auf Hochtouren“ arbeitet und sehr gut durchblutet und mit Lymphflüssigkeit gefüllt ist. Die Schwellung in dieser Zeit bleibt zumindest teilweise bestehen, selbst wenn dein Baby gerade getrunken hat. Dies zeigt, dass es nicht nur „angestaute“ Milch ist, welche die Brust zum Spannen bringt.

- Manche Frauen empfinden diese Schwellung als unangenehm und schmerzhaft. Hier hilft es, **<u>nach dem Stillen</u> die Brust zu kühlen (z.B. mit Coolpacks, Quarkumschlägen oder gekühlten Weißkohlumschlägen)**. Dies lindert den Schmerz. Beachte, dass zwischen dem Kühlen und dem nächsten Mal Anlegen etwas Zeit liegen sollte!

- **Durch die gespannte Brust kann es passieren, dass dein Baby die Brustwarze beim Stillen nicht so gut erfassen kann und die Milch nicht so gut fließt.**
  Um dem Baby das Andocken und Trinken zu erleichtern, hilft es, **die Brust <u>vor dem Stillen</u> kurz mit feuchter Wärme zu behandeln und die Brust sanft zu massieren.**

- Zusätzlich kann es hilfreich sein, wenn du **vor dem Anlegen etwas Milch von Hand ausstreichst**. So wird die Brust um die Brustwarze herum weicher und für dein Baby leichter zu formen. Außerdem hilft dies, den Milchspendereflex bereits auszulösen, so dass die Milch deinem Kind bereits „entgegen läuft“. Wenn dies noch nicht genügt, um die Brustwarze für dein Baby einfacher erfassbar zu machen, kann deine Hebamme oder Stillberaterin dir zusätzlich noch eine weitere Art „Druckmassage“ zeigen, die dir und deinem Baby das Andocken leichter machen kann.

Und denke immer daran: Der Spuk mit dem Milcheinschuß ist bald vorbei. Bereits am 2. oder 3. Tag des Milcheinschusses bessern sich die unangenehme Spannung und die Schmerzen meist.

Milchstau

Manchmal kann es auch zu einem sogenannten Milchstau kommen. **Dann sind einzelne Stellen der Brust verhärtet, schmerzhaft und manchmal sogar heiß und dezent gerötet.** Hier helfen die gleichen Maßnahmen wie oben für den Milcheinschuß beschrieben **(nach dem Stillen gut kühlen!)**.

Sehr wichtig besonders beim Milchstau ist auch Ruhe und körperliche Schonung, denn meist wird ein Milchstau durch Stress ausgelöst oder zumindest begünstigt!

Sollten deine Beschwerden aber trotz Ruhe und Kühlung nicht innerhalb 24h besser werden, die Rötung deutlicher werden oder solltest du sogar Fieber haben, frage unbedingt Hebamme, Stillberaterin oder eventuell gleich deinen Arzt um Rat! Denn ein Milchstau kann in eine Brustentzündung (Mastitis) übergehen, die dann häufig mit einem Antibiotikum bekandelt werden muss.

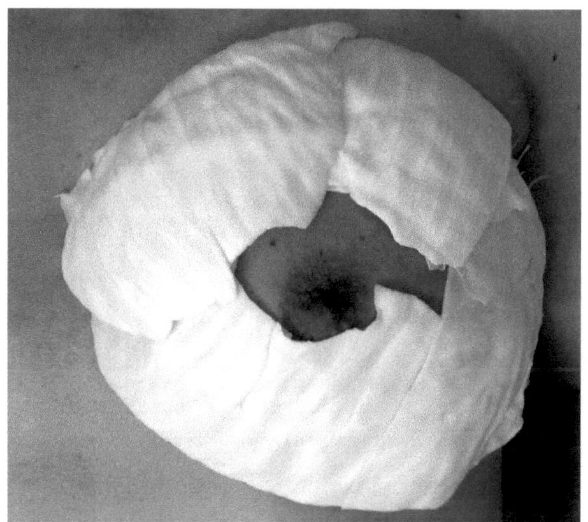

Kühlende Umschläge mit Weißkohl

Weitere Informationen zu Beschwerden beim Milcheinschuß und bei Milchstau:

Mehr zu Erste Hilfe Maßnahmen bei Beschwerden während des Milcheinschußes findest du auch in meinem **Video-Onlinekurs „Erste Hilfe bei Milchstau"** der dir kostenlos im Leser-Online-bereich zur Verfügung steht.
Wie du deinen Zugang zum exklusiven **Leser-Downloadbereich** erhältst, *kannst du auf Seite 149 nachlesen*

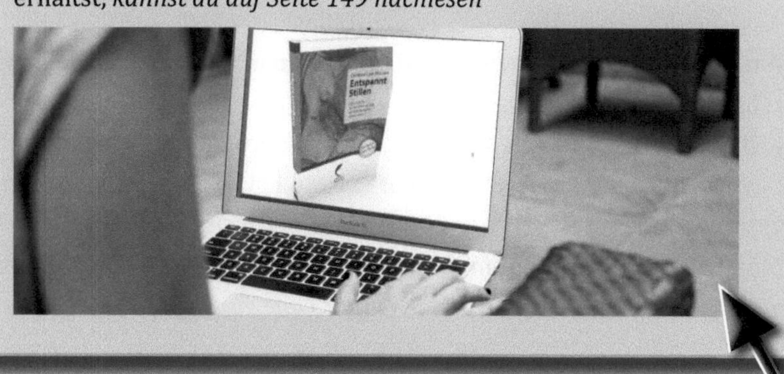

Zu wenig Milch?
Wie Du am besten vorgehst

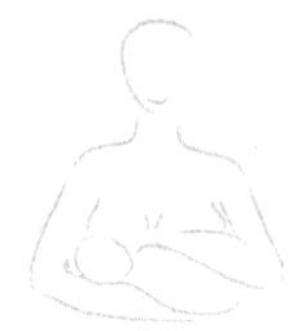

Eine der häufigsten Sorgen stillender Mütter ist: „Habe ich genug Milch?“ Unterstützt werden diese Zweifel oft durch unbedachte oder unpassende Bemerkungen von Verwandten oder Freunden. Und eine beim Kinderarzt oder durch die Hebamme tatsächlich diagnostizierte zögerliche oder mangelnde Gewichtszunahme ist erst recht ein Anlass zu dem Mütter die eigene Stillfähigkeit in Frage stellen.
Aber nicht immer ist tatsächlich zu wenig Milch der Grund für Unruhe oder eine auffällige Gewichtsentwicklung.
Bevor du frustriert aufgibst und beispielsweise vorschnell zur Flasche greifst weil du befürchtest, zu wenig Milch zu haben, stelle dir folgende Fragen:

Hast du tatsächlich zu wenig Milch?

Diese Frage ist gar nicht so banal wie sie sich vielleicht zunächst anhört. **Warum vermutest du, dass du zu wenig Milch hast?** Ist es weil dein Baby oft trinken möchte oder längere unruhige Phasen hat?
Wenn das der Fall ist, bitte deine Hebamme oder Stillberaterin, dir zu helfen, die allgemeine Situation und vor allem das Gewicht und die Ausscheidungen deines Babys zu beurteilen.
Am Gesamteindruck, Gewicht und an den Ausscheidungen kannst du sehen, ob dein Baby tatsächlich zu wenig Milch erhält. Eine professionelle Stillberaterin kann dir hierbei anschaulich zeigen, wie sich der Gewichtsverlauf entwickelt und auf was du bei der Einschätzung der Situation achten solltest.
Möglicherweise ist das von dir als häufig empfundene Stillen aber auch ganz normales „Clusterfeeding“ *(Siehe auch Seite 35)*.

Wenn dein Baby allerdings wirklich nur langsam oder zu wenig zunimmt und wenig Flüssigkeit ausscheidet, kannst du davon ausgehen, dass es vermutlich **zu wenig Milch zu sich nimmt**.

Dies allerdings ist nicht notwendigerweise ein Zeichen dafür, dass du nicht genug Milch hast.
Es kann auch bedeuten, dass dein Baby es (noch) nicht oder nicht immer effektiv genug schafft die Milch aus deiner Brust zu trinken und die Brust zu entleeren.

Um herauszufinden ob das der Fall ist, musst du dein Baby und die Zeichen für den sogenannten **„Milchtransfer“** gut beobachten.
(*Unter anderem die auf Seite 30 vorgestellten Sättigungszeichen*)

Was sagt der Profi zu deiner Befürchtung?

Wenn du vermutest zu wenig Milch zu haben oder das Gefühl hast, dass dein Baby deine Brust nicht genügend entleert macht es Sinn, sich professionelle Hilfe zu holen. **Es macht deshalb Sinn, weil es sehr wichtig ist, den Grund dafür zu finden. Denn das macht es viel leichter das Problem zu lösen.**
Zusätzlich kann eine professionelle Stillberaterin oder Hebamme dir wie gesagt helfen, den Gewichtsverlauf zu beobachten und einzuschätzen. Sie kann auch beurteilen, inwieweit Randbedingungen (z.B. deine Rückbildung) und eure Vorgeschichte bzw. bisherige Stillgeschichte einen Einfluss auf deine Milchmenge haben können.

Zusätzlich sollten von der Still- & Laktationsberaterin **anatomische Gegebenheiten kontrolliert werden** wie z.B. ein verkürztes Zungenbändchen bei deinem Baby oder ungünstige Brustwarzenform/ Brustbeschaffenheit, denn auch diese Faktoren können einen negativen Einfluss auf deine Milchmenge haben.

Auch ob Medikamente als Unterstützung in deinem Fall geeignet sind oder Sinn machen, besprichst du am besten mit deiner Stillberaterin. Es gibt zum einen naturheilkundliche Mittel (z.B. Bockshornkleesamenkapseln) welchen traditionell milchsteigernde Wirkung nachgesagt wird, die aber teilweise auch recht umstritten sind, sowie weitere „Hausmittel" (z.B. Malzbier, Mariendistel, Haferprodukte). Zum anderen gibt es einige verschreibungspflichtige Medikamente die quasi als „Nebenwirkung" einen gewissen milchbildungssteigernden Effekt haben. Sie werden meist eher in seltenen Situationen wie Adoptivstillen oder bei einer sogenannten Relakation angewendet. Hierbei muss man immer abwägen, inwiefern Nebenwirkungen der Medikamente gegenüber dem Nutzen in Kauf genommen werden möchten und dies auch mit dem Arzt besprechen.

Meiner Erfahrung nach **kann man aber durch beseitigen des zugrundeliegenden Problems sowie mit gutem Stillmanagement, ev. zusätzlichem Pumpen und guter Anlegetechnik bereits viel erreichen** und diese zusätzlichen Medikamente sind häufig gar nicht nötig.

Stimmen die Grundlagen?
Einfache Änderungen mit oft großem Effekt

Der bereits erwähnte sogenannte **Milchtransfer kann nur gut funktionieren, wenn dein Baby auch gut angelegt ist. Nur so kann es deine Milch effektiv aus deiner Brust entleeren und dadurch deine Brust gleichzeitig optimal zur Milchbildung stimulieren.**
„Gut angelegt" heißt, dass dein Baby so viel deiner Brust wie möglich erfasst und ausdauernd saugt.

Wie du gut anlegen kannst und wie du erkennen kannst ob dein Baby gut angelegt ist, habe ich auf Seite 42-60 sowie ab Seite 62 ausführlich beschrieben.

Stillst du häufig und gründlich genug?

Wie oft stillst du in 24 Stunden? Manchmal kann man das gar nicht so genau sagen. **In solchen Situationen hilft es, zwischendurch immer wieder einmal für 24 Stunden ein *Stilltagebuch (siehe Download)* zu führen.** Kurze Notizen mit Uhrzeit der Mahlzeit und ob du beidseits oder nur an einer Seite angelegt hast und wie lange du in etwa angelegt hast genügen vollkommen um einen Eindruck zu gewinnen. Ein solches **Stilltagebuch hilft dir auch, deiner Stillberaterin genau zu beschreiben, wie deine aktuelle Stillsituation ist**, denn „mein Baby trinkt oft" bedeutet für jeden etwas anderes.

Stille dein Baby mindestens 8-12 mal in 24 Stunden für jeweils mindestens 10 bis 15 Minuten pro Seite. Wenn dein Baby an einer Seite bereits früher kein Interesse mehr hat, wechsle die Seite sogar mehrfach (wenn du die Trink- und Milchmenge steigern möchtest). Also nachdem du die zweite Seite gestillt hast, lass dein Baby nochmals an der ersten und eventuell sogar auch nochmal an der zweiten Seite trinken (vielleicht sogar in einer anderen Stillposition), für insgesamt zusammen mindestens 20 bis ev. 30 Minuten. Man nennt dies **Wechselstillen**. So kann dein Baby deine Brust gut entleeren und bekommt mehr von der fettreichen Hintermilch. Aber mache keine „Marathon-Still-Einheit" von einer Stunde oder sogar noch länger am Stück oder Ähnliches.

Falls dein Baby noch unzufrieden scheint, mache **besser mehrere Stillmahlzeiten oder Wechselstillmahlzeiten unterbrochen durch eine kleine Pause nacheinander.**

Brustkompression

Wenn es für dich vom Handling her machbar ist und es dir angenehm ist, kannst du dein Baby auch mit der sogenannten Brustkompression

unterstützen, mehr Milch aus deiner Brust zu entleeren. **Hierbei umfasst du die Brust aus der dein Baby trinkt mit der Hand und übst sanft Druck darauf aus, so dass mehr Milch auf einmal aus der Brust kommt.** *(Siehe auch meinen Video-Stilltipp auf YouTube dazu)*
Vor dem Anlegen kannst du den Milchfluss zusätzlich bereits durch eine sanfte Brustmassage oder durch feucht-warme Auflagen fördern. Achte auch immer darauf, dass du beim Stillen oder Pumpen einen warmen Rücken hast. Denn Kälte oder Zugluft allgemein und besonders am Rücken können den Milchfluss beeinträchtigen.

Viel Ruhe, wenig Stress, die Seelen streicheln und (wieder) zusammenfinden: Babyhoneymoon 2.0

Was Müttern und Babys in solchen Situationen meiner Erfahrung nach sehr gut tut, ist **allgemein mehr Ruhe**, sowie 1-2 Tage (vielleicht auch länger) noch einmal „Babyhoneymoon" zu machen:
Das heißt, den Stress minimieren, sich mit dem Baby eine Auszeit nehmen, die meiste Zeit am besten Haut-auf-Haut kuschelnd zusammen im Bett verbringen. Häufig und ausgiebig stillen und sich gegenseitig genießen.
Mama-Kind-Paaren, die eine eher traumatische Geburt hatten oder die das Gefühl haben, dass ihnen das Geburtserlebnis „fehlt" kann in diesem Zusammenhang auch ein Ritual wie z.B. ein „Bondingbad", welches ich bereits anfangs erwähnt hatte, sehr gut tun um noch besser zusammenzufinden. *(siehe Seite 16 und auch Buchtipps ab Seite 151)*

Zusätzlich abpumpen & eventuell sogar „Powerpumpen"

Wenn diese Maßnahmen nicht ausreichen, kann es empfehlenswert sein wenn du zur Steigerung der Milchmenge zusätzlich Muttermilch per Hand gewinnst oder abpumpst. **Zum einen kannst du nach oder**

zwischen jeder Stillmahlzeit ausstreichen und/oder pumpen, oder du kannst die Milchbildung durch punktuelles sogenanntes „Powerpumpen" 1-2 mal täglich unterstützen.

Ein „Powerpumpzyklus" kann 1-2x täglich für 2-3 Tage zusätzlich zum normalen Stillen oder Pumpen durchgeführt werden.

- Pumpe doppelseitig je ca. 10 Minuten ab (oder bis die Milch nicht mehr aus der Brust spritzt), dann pausiere etwa 10 Minuten

- Dies wiederholst du wieder und wieder für zusammen ca. 60 Minuten, wobei die Minutenangaben ein Richtwert sind.
  Es kommt auf das „clusterfeedingähnliche" Schema an.

- **Beachte dabei deine Brustwarzen!** Es soll nicht unangenehm sein. Die Pumpe muss gut passen und richtig angesetzt sein.

Wenn Zufüttern nicht zu umgehen ist

Ist es aufgrund der Gewichtsentwicklung (oder auch aus anderen Gründen) notwendig zuzufüttern, versuche dies möglichst „stillerhaltend" zu tun. Achte außerdem auf jeden Fall darauf, deine Brust parallel dennoch ausreichend zu stimulieren, z.B. durch entleeren von Hand oder durch zusätzliches Abpumpen.

Ganz egal ob du deine eigene abgepumpte oder per Hand gewonnene Muttermilch zufütterst oder ob es erforderlich ist, künstliche Nahrung zuzufüttern: **Es gibt Methoden, die es dir und deinem Baby erleichtern, eure Stillbeziehung trotz Zufütterung beizubehalten**.

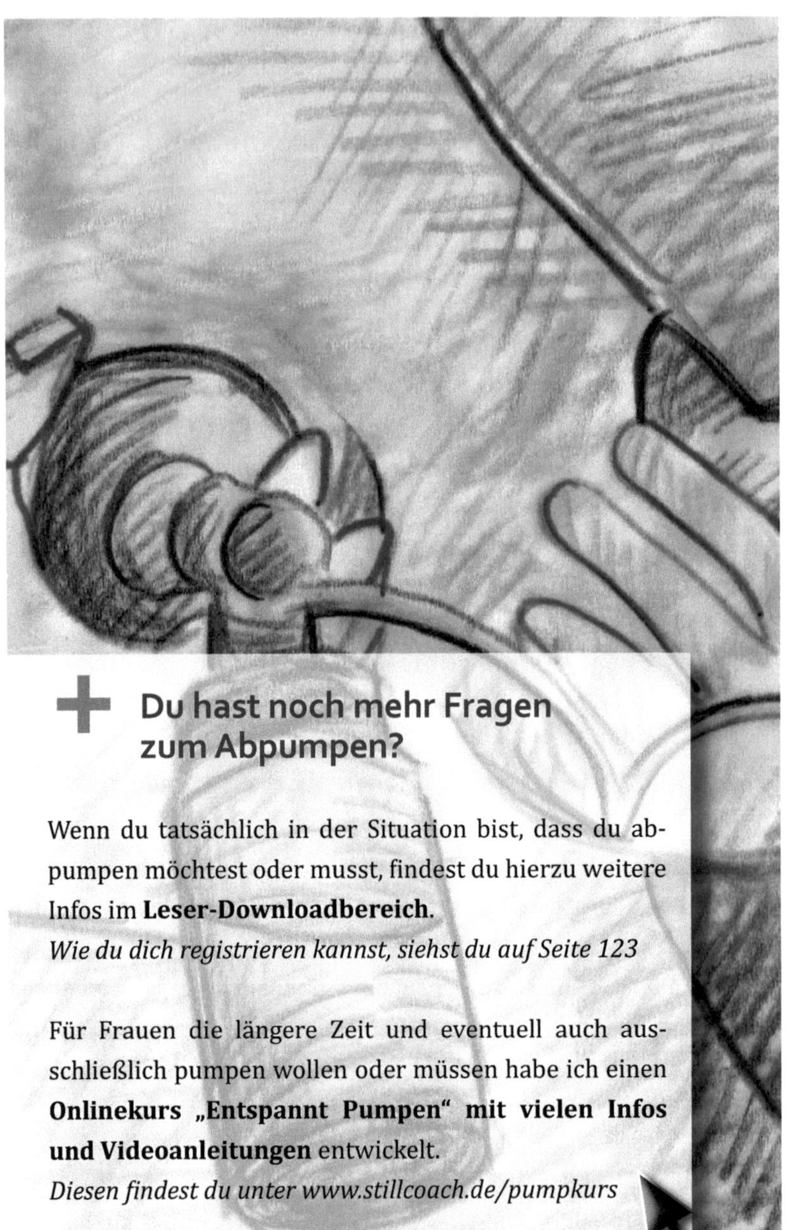

Du hast noch mehr Fragen zum Abpumpen?

Wenn du tatsächlich in der Situation bist, dass du abpumpen möchtest oder musst, findest du hierzu weitere Infos im **Leser-Downloadbereich.**

Wie du dich registrieren kannst, siehst du auf Seite 123

Für Frauen die längere Zeit und eventuell auch ausschließlich pumpen wollen oder müssen habe ich einen **Onlinekurs „Entspannt Pumpen" mit vielen Infos und Videoanleitungen** entwickelt.

Diesen findest du unter www.stillcoach.de/pumpkurs

Kleine Mengen -beispielsweise per Hand gewonnener Muttermilch- können mit einem **Löffel oder Becher** gegeben werden. Gerade auch wenn du einmal improvisieren musst, funktioniert diese Methode gut: Einen sauberen Löffel oder einen sauberen kleinen Becher, ein Schnapsglas oder ähnliches findet sich in jedem Haushalt.

Wenn die Zufütterungsmengen etwas größer sind und es sich abzeichnet, dass über mehrere Tage zugefüttert werden muss, kann es eine gute Lösung sein, **an der Brust zuzufüttern**. Durch diese Methode **behält das Baby den Kontakt zur Brust, saugt weiterhin an der gewohnten Stelle und deine Brust und deren Milchbildung wird gleichzeitig angeregt. Du und dein Baby haben trotz dem Zufüttern ein „Stillerlebnis".**

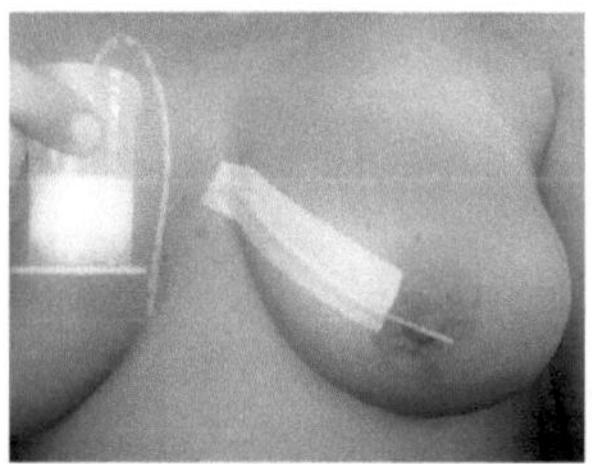

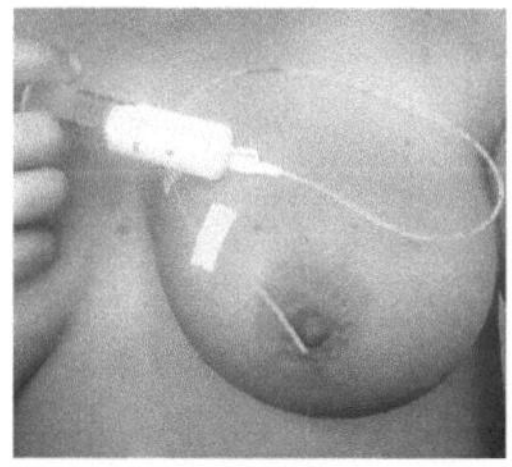

An der Brust kann entweder mit einem Sondenschläuchlein und einer Spritze (*siehe Bilder oben*) oder mit dem *Brusternährungsset der Firma Medela* zugefüttert werden. Die genaue Technik lässt du dir am besten von einer Stillberaterin oder Hebamme (die mit dieser Methode vertraut ist) erklären und zeigen.

Und selbst wenn du lieber **mit der Flasche zufütterst, gibt es Möglichkeiten, dies auf Stillkinder angepasst zu tun.** Auch diese Kniffe kann dir deine Stillberaterin erklären falls es nötig werden sollte.

Wichtig ist auf jeden Fall eine kompetente Begleitung durch eine qualifizierte Stillberaterin, die hiermit vertraut ist oder durch eine engagierte Hebamme die Erfahrung damit hat. Denn gleichzeitig zu allen milchsteigernden Maßnahmen (die sie dir ausführlich erklären kann) gilt es auch, parallel das Gewicht deines Babys gut im Auge zu behalten.

WAS JEDE STILLENDE MUTTER ÜBER STILLHÜTCHEN WISSEN SOLLTE

Das Thema Stillhütchen ist oftmals heißdiskutiert. Manche Mütter schwören darauf, andere halten gar nichts davon und Stillberaterinnen wie ich warnen vor Auswirkungen die der Gebrauch eines Stillhütchens langfristig haben können.
So war es auch eine Mutter in meiner Stillgruppe, die mich auf die Idee brachte hierzu einen Videostilltipp zu machen und einen Blogartikel hierzu zu schreiben, als sie sagte: "Ich wünschte, dass ich das mit den Stillhütchen alles früher gewusst hätte!"

ICH WÜNSCHTE ICH HÄTTE DAS FRÜHER GEWUSST

Was sie damit meinte war Folgendes: Ihr Baby hatte über einige Zeit deutlich zu wenig an Gewicht zugenommen. Natürlich macht man sich als Mutter deshalb Sorgen, gerade auch wenn man dann im Nachhinein hört, dass der langfristige Gebrauch eines Stillhütchens einen negativen Einfluss auf die Milchmenge und auf die Gewichtsentwicklung des Kindes haben kann.

Manchmal kommt man als stillende Mutter für den Moment am besten mit Stillhütchen zurecht. Man sollte es aber nie als Lösung des Stillproblems sehen, sondern vielmehr als vorübergehende Hilfestellung. Gute Beratung durch Stillberaterin oder Hebamme und stetiges Achten auf gutes Anlegen ist zusätzlich wichtig. Genauso wie das im Auge behalten von Milchmenge und Gewichtszunahme des Kindes.
Allein die Tatsache, dass man weis worauf man achten muss und dass man dadurch besonders auf gutes Anlegen und effektives ausreichendes Trinken achtet, macht den Unterschied.

AUSNAHMEN BESTÄTIGEN DIE REGEL

Ja, es gibt auch die Mütter, welche praktisch ihre gesamte Stillzeit mit Stillhütchen gestillt haben und keinerlei Probleme mit Milchmenge, Milchtransfer und Gewichtsentwicklung des Kindes gehabt haben. Nur, allein die Tatsache, dass dies grundsätzlich möglich ist, heißt nicht, dass es bei jedem Mutter-Kind-Paar so gut abläuft.

Viele der Frauen, die wegen mangelnder Gewichtszunahme und geringer Milchmenge in meine Sprechstunde kommen hatten in der frühen Stillzeit Probleme, welche sie mehr schlecht als recht mit einem Still hütchen selbst versuchten in den Griff zu bekommen, ohne zu wissen, was dies für "Nebenwirkungen" haben kann. Ohne gute Begleitung eines solchen Mutter-Kind-Paares ist das Risiko für weiterführende und sich verstärkende Probleme dann einfach recht groß.

EGAL OB STILLHÜTCHEN ODER NICHT: GUTE BETREUUNG UND BEGLEITUNG IST WICHTIG!

Gute Betreuung und Begleitung beim Stillen ist auf jeden Fall wichtig, egal ob ein Stillhütchen verwendet wird oder nicht, gerade wenn es noch nicht so rund läuft mit dem Stillen.

Neben der Tatsache, dass deine Hebamme oder Stillberaterin mit auf das gute Anlegen, den Milchtransfer und die Gewichtsentwicklung achtet, hat sie vielleicht noch den ein oder anderen weiteren Tipp parat, der dir besser bei deinem Stillproblem helfen könnte, als die Verwendung eines Stillhütchens.

UND WENN ES ERST MAL GAR NICHT ANDERS GEHT?

Wie gesagt, manchmal ist es einfach so: **Trotz guter Beratung und trotz dem Ausprobieren vieler anderer Alternativen funktioniert es bei manchen Mutter-Kind-Paaren zunächst einmal am besten, mit Stillhütchen anzulegen.** Das ist vollkommen in Ordnung, wenn man dennoch stets auf gutes Anlegen, den Milchtransfer und die

Gewichtsentwicklung achtet. ABER meine Empfehlung ist es trotzdem, sich das Ziel zu setzen sobald es irgendwie möglich ist, zu versuchen das Stillhütchen wieder "abzugewöhnen".

WARUM WERDEN STILLHÜTCHEN ÜBERHAUPT EINGESETZT?

Neben der Tatsache, dass Stillhütchen die oben beschriebenen "Nebenwirkungen" haben können, habe ich noch ein weiteres Problem mit ihnen. **In den meisten Fällen helfen Stillhütchen überhaupt nicht gegen das Problem, wegen dessen sie eingesetzt werden**:

- **Wunde Brustwarzen:** Viele Mütter die wunde Brustwarzen haben, wünschen sich eine Art Schutz für ihre Brustwarze wenn sie anlegen und verwenden deshalb ein Stillhütchen. Sie haben die Hoffnung, dass die Schicht zwischen dem Baby und der Brustwarze Entlastung bringt. In manchen Fällen mag das vielleicht so sein, aber bei sehr vielen meiner Patientinnen beobachte ich, dass die Verwendung eines Stillhütchens entweder keine Verbesserung darstellt oder sogar eher noch mehr Schmerzen verursacht, als ohne zu stillen. Denn manchmal ist der mechanische Reiz durch das Material und die Form des Hütchens

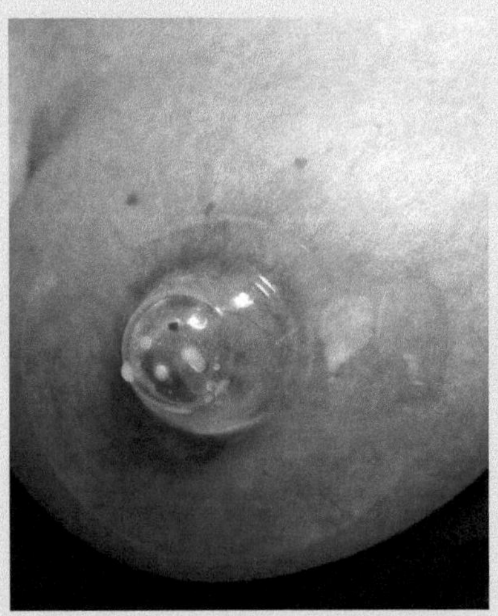

unangenehmer als wenn das Baby einfach so trinkt. Dies kann noch verschlimmert werden, wenn das Stillhütchen nicht die richtige Größe für die Brustwarze hat oder allgemein von der Form her schlecht passt (unterschiedliche Hersteller haben unterschiedliche Passformen).

- **Das Baby hat Schwierigkeiten, die Brustwarze zu erfassen.** Auch ein beliebter Grund für die Verwendung von Stillhütchen ist es, wenn Mutter und Baby es nicht hinbekommen, dass das Baby die Brustwarze gut erfasst. Gerade während des Milcheinschusses oder wenn die Mutter von Natur aus eher flache und wenig geformte Brustwarzen hat, kann dies vorkommen. Das Problem hierbei (neben einer weniger effektiven Entleerung der Brust): Dadurch dass man dem Baby eine "vorgeformte Superbrustwarze" anbietet, wird es für das Kind immer schwerer, zu lernen, wie es ohne dieses Hütchen aus der Brust seiner Mutter trinkt. Das heisst man löst das Problem nicht, sondern im besten Fall vertagt man es oder man verschlimmert es eventuell sogar.
- **Sonderfall- Brustwarze und Kind passen noch nicht zusammen.** Diesen Fall kann man immer wieder einmal bei noch recht zarten Neugeborenen oder bei Frühchen beobachten. Wenn das Baby und sein Mund noch recht klein sind und die Form der mütterlichen Brustwarze aber eher groß ist, kann es für den Übergang nötig sein, ein Stillhütchen zu verwenden um Mutter und Kind zu diesem Zeitpunkt überhaupt ein "Stillerlebnis" zu ermöglichen. Aber auch in diesem Fall sollte es vorübergehend sein und es verursacht manchmal die gleichen Probleme wie im vorigen Punkt.

UND WIE WERDE ICH EIN STILLHÜTCHEN WIEDER LOS?

Zunächst einmal **sollte die "Akutphase" wegen der du das Stillhütchen verwendet hast sich gebessert haben und du solltest ein gutes "Bauchgefühl" dabei haben, es ohne Stillhütchen zu versuchen.** Manche Kinder wechseln tatsächlich ohne größere Umstände wieder zurück zur Brust.

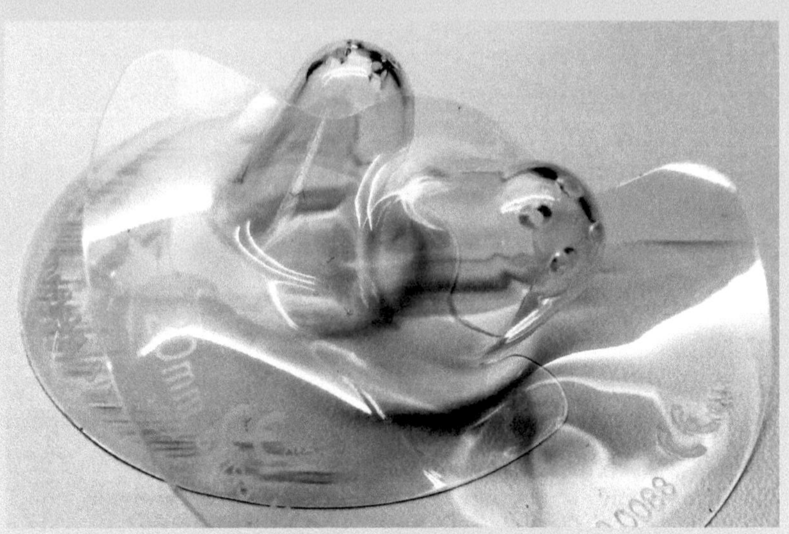

Das ist manchmal der Fall, wenn das Stillhütchen verwendet wurde, weil die Mutter einen zusätzlichen Schutz wollte, das Baby aber grundsätzlich in der Lage war, die Brust gut zu erfassen.
Schwieriger ist es meist in den Fällen, in denen das Stillhütchen verwendet wurde, weil das Baby die Brust eben nicht gut erfassen konnte, weil die Brustwarze sehr flach ist.

GEDULD UND SPUCKE- SCHRITT FÜR SCHRITT ABGEWÖHNEN

Vorneweg: **Bitte versuche niemals, das Stillhütchen abzugewöhnen indem du zunehmend die Spitze abschneidest.** Gerade bei den heutzutage verwendeten Silikonstillhütchen kann dies sehr scharfe Kanten und weiteres Einreißen des Materials verursachen. Diese Praxis stammt aus der Zeit der dicken Kautschuk-Stillhütchen, bei denen dies zwar vielleicht weniger gefährlich, aber auch nicht wirklich sinnvoll war. Um den Schritt zurück zum Stillen ohne Stillhütchen zu schaffen, braucht es meist etwas Geduld und manchmal muss man zwei Schritte nach vorne und immer wieder auch wieder einen Schritt zurück gehen.

- Trotz Stillhütchen IMMER auf gutes Anlegen achten!

- Erst mit Stillhütchen anlegen und dann, wenn die Milch gut läuft und das Baby zufrieden trinkt, das Stillhütchen "wegmogeln" und ohne weiterstillen (den Sog sanft mit dem kleinen Finger im Mundwinkel deines Babys lösen, das Stillhütchen entfernen und rasch neu anlegen).

- Bei den ersten Versuchen ganz ohne Stillhütchen anzulegen, gleich bei den ersten Hungerzeichen anlegen und nicht warten bis das Baby "ausser sich" ist.

- Manchmal hilft auch eine Änderung der Situation, z.B. Anlegen im Umhergehen oder auf einem Pezzi-Ball sitzend oder in einem anderen Raum ohne viel Ablenkung.

- Versuche, ob du in einer anderen Stillposition besser zurecht kommst. Nicht immer sind hier die "klassischen" aufrechten Stillpositionen sehr hilfreich. Vielleicht fällt es deinem Baby einfacher, in einer zurückgelehnten Stillposition *(siehe Kapitel „Natürliches Stillen" ab S.62)* seine angeborenen Reflexe einzusetzen.

- Ermögliche deinem Baby vor dem Anlegen viel Haut-auf-Haut-Kontakt, denn auch das kann helfen, seine Reflexe zum guten Anlegen zu unterstützen.

- Habe etwas Geduld: Vielleicht funktioniert das alles nicht beim ersten, zweiten und auch vielleicht auch nicht beim dritten Mal Aber möglicherweise beim vierten oder fünften Mal siehst du bereits kleine Erfolge.

- Wenn du merkst, dass das Stillen ohne Stillhütchen in einer Position schon ganz gut klappt, lege dann ruhig erst mal immer in dieser Position an bis es sich stabilisiert und du und dein Baby Sicherheit gewonnen habt.

- Wenn dein Baby mit Muttermilch oder künstlicher Nahrung zugefüttert werden soll, füttere diese Milch nicht per Flasche, sondern an der Brust zu. So kann dein Baby den Kontakt zur Brust aufbauen und behalten und lernt trotz Zufütterns, korrektes Saugen an der Brust (und ganz nebenbei wird deine Brust zusätzlich stimuliert und zur Milchbildung angeregt, *siehe auch Seite 108*).

Und: Hol dir Hilfe und Unterstützung von deiner Hebamme oder Stillberaterin, tausche dich mit anderen Müttern in einer Stillgruppe aus und nochmal: **Habe Geduld mit deinem Baby und mit dir selbst!**

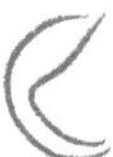

Besondere Stillsituationen

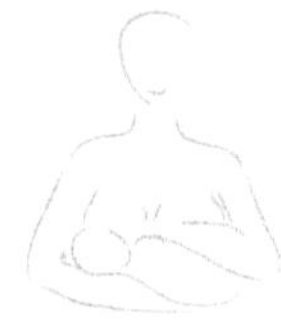

Kaiserschnitt

Der Stillstart nach einer Kaiserschnittgeburt kann etwas beschwerlicher sein als nach einer Spontanentbindung. Zum einen wird das erste Kennenlernen und gemeinsame Kuscheln durch den Umstand der Operation erschwert. Zum anderen bringt es eine Operation mit sich, dass du als Mutter, vor allem in den ersten Stunden, weniger mobil bist und mehr Unterstützung bei der Versorgung des Babys benötigst. Auch die Schmerzen, die eine solche Schnittentbindung mit sich bringt können das Stillen bzw. den Milchfluss beeinträchtigen.

Darum ist es wichtig, dass du und dein Baby intensiv dabei unterstützt werdet, soviel wie möglich Kontakt, besser Hautkontakt zu haben. Außerdem wirst du häufig Hilfe beim Anlegen oder bei Anlegeversuchen benötigen. Kaiserschnittmütter werden gerade zu Anfangs regelmäßig mit Schmerzmitteln versorgt, diese sind aber stillverträglich. Inzwischen ist es üblich, dass Frauen nach einem Kaiserschnitt bereits recht bald aufstehen dürfen und sollen, unter anderem damit Kreislauf und Verdauung rasch wieder in Gang kommen.

Lasse dich nicht durch einen Kaiserschnitt entmutigen. Versuche, so früh wie möglich und so oft wie möglich deinem Baby nahe zu sein, mit ihm zu kuscheln und es anzulegen und ihm so zu ermöglichen Kontakt zu deiner Brust aufzunehmen.

5 HÄUFIGE HERAUSFORDERUNGEN NACH KAISERSCHNITT UND WAS DU TUN KANNST UM SIE ZU ÜBERWINDEN

1. NACH EINEM KAISERSCHNITT BIST DU IN DEINER BEWEGLICHKEIT/MOBILITÄT EINGESCHRÄNKT

Das heißt es fällt dir schwerer, dich um dein Baby zu kümmern und auf die Bedürfnisse die es dir signalisiert zu reagieren.
Klar auch nach einer Spontangeburt läuft man als Wöchnerin manchmal etwas „unrund" oder muss sich eventuell wegen Kreislaufproblemen ein wenig einschränken. Aber man kann normalerweise selbst aufstehen und das Baby zu sich nehmen und anlegen wann immer man möchte. Als Mutter nach Kaiserschnitt hingegen bist du –vor allem in den ersten Stunden- hierbei erst einmal auf Hilfe angewiesen.
Diese Randbedingung lässt sich nicht wirklich verändern. Ein Kaiserschnitt ist nun einmal eine Operation. Zwar wird inzwischen recht früh „mobilisiert", das heißt die Wochenbettschwestern stehen mit Kaiserschnittmüttern je nach Uhrzeit der OP bereits am gleichen Tag, spätestens aber am nächsten morgen auf. Dennoch wirst du dies zunächst nur mit Hilfe können, zumal normalerweise dann auch noch der Blasenkatheter (ein kleiner Schlauch durch den dein Urin in einen Beutel läuft, so dass du nicht jedes Mal zum Wasserlassen auf die Toilette musst) liegt und oft auch eine Infusion für Flüssigkeit und Schmerzmittel läuft und alles etwas umständlicher macht.

WAS KANNST DU TUN DAMIT DIES NICHT DEN STILLSTART BEEINTRÄCHTIGT

Suche dir ein Krankenhaus aus, in dem **24h-Rooming-In** praktiziert wird, das heißt dass die Babys rund um die Uhr bei den Müttern bleiben dürfen. Nachdem ich gerade davon gesprochen habe, dass du in deiner Mobilität eingeschränkt bist, kommt dir das nun vielleicht widersprüchlich vor. Ist es aber nicht. In einem Krankenhaus mit 24h Rooming-In ist das Pflegepersonal darauf eingerichtet dir bei der Versorgung des Babys zu helfen.
Dennoch ist es zusätzlich sinnvoll, wenn dein Partner oder eine vertraute Person bei dir ist und dir helfen kann. Zum Beispiel dich dabei unterstützen kann, eine geeignete Position zu finden wenn du mit deinem Baby kuschelst.

Vielleicht ist es in der von dir gewählten Klinik sogar möglich, in einem sogenannten „Familienzimmer" zu liegen. Hierbei wird es deinem Partner ermöglicht, als Begleitung mit aufgenommen zu werden, damit er dir rund um die Uhr helfen kann und ihr die ersten Stunden und Tage gemeinsam verbringen könnt. Diese zusätzliche Hilfe deines Partners oder auch einer weiteren vertrauten Person hilft dir, die Auswirkungen der eingeschränkten Bewegungsmöglichkeit auf den Stillstart stark zu reduzieren.

Wichtig: Mit der „zusätzlichen Hilfe" sind nicht ständig wechselnde Besucherscharen gemeint, die dir das Baby „abnehmen". Gemeint ist zusätzlich zum Pflegepersonal möglichst ein kleiner Kreis von vertrauten Personen (z.B. dein Partner, deine Mutter, deine Schwester oder eine gute Freundin), die deinem Baby und dir helfen, gemeinsam zur Ruhe zu kommen. Dein Baby soll dir nicht „abgenommen" werden!

Babys brauchen viel Nähe, egal ob Kaiserschnitt oder Spontanentbindung. Gerade bei einem Kaiserschnitt sind Hautkontakt und Kuscheln besonders wichtig für dein Baby und dich! Denn vor allem Kinder die durch einem geplanten Kaiserschnitt auf die Welt kommen haben auch hormonell eine ganz andere „Geburtsreise" hinter sich als spontan geborene Babys. **Eine Extraportion Nähe und gemeinsames Ausruhen von der Operation hilft deinem Baby und dir deshalb auch auf hormoneller Ebene beim Stillstart.** Zusätzlich fällt es dir leichter, dein Baby früh und häufig anzulegen, wenn es sowieso auf deiner Brust kuschelt. Und wenn dein Baby noch zu erschöpft zum trinken ist und nur an der Brustwarze schleckt, so kann es dennoch Kontakt mit deiner Brust aufnehmen. Auch das ist wichtig. So erhält dein Kind quasi die „familieneigene Bakterienflora".

2. NACH EINEM KAISERSCHNITT WIRST DU SCHMERZEN HABEN

Hier gibt es nichts zu beschönigen. Ja, ein Kaiserschnitt kann in den auf die Operation folgenden Stunden und Tagen ganz schön weh tun. Deshalb bekommen Kaiserschnittmütter auch in dieser Zeit meist regelmäßig Schmerzmittel. Du brauchst wegen dieser Medikamente keine Sorgen wegen deines Babys machen. Die auf den Wochenstationen verwendeten Schmerzmittel sind stillverträglich.

Dein Schmerzlevel hat auch ganz direkt mit deinem Stillstart zu tun: Die für den Ablauf des Stillens und für die Milchbildung verantwortlichen Hormone wie z.B. Oxitocin und Prolaktin werden durch Schmerz und Stress negativ beeinflusst. **Das heißt, dass wenn du starke Schmerzen hast oder auch bereits wenn du erwartest gleich starke Schmerzen zu haben, fällt es deinem Körper in diesem Moment schwer, gleichzeitig die Milch fließen zu lassen.**

WAS KANNST DU TUN DAMIT DIES DEN STILLSTART NICHT ZU SEHR BEEINTRÄCHTIGT?

Informiere die dich betreuende Schwester über deine Schmerzen und

sage ihr auch, welche Medikamente dir gut und welche weniger gut geholfen haben. So kannst du mit ihr besprechen, was dir am besten helfen kann. Wichtig: Spiele nicht die Heldin. Es ist besser, das Schmerzlevel gar nicht erst voll ansteigen zu lassen, sondern wenn du merkst dass die Wirkung nachlässt, bereits rechtzeitig Bescheid zu geben.
Maßnahmen wie die sogenannte „Mobilisation" also das Aufstehen und das Herumlaufen helfen unter dem Strich dabei, weniger Schmerzen zu haben auch wenn es Überwindung kostet. Durch die sanft gesteigerte Bewegung stabilisiert sich zum einen dein Kreislauf und zum anderen hilft es, deine Verdauung sachte wieder in Gang zu bringen. Das ist bei der Vermeidung von Schmerzen deshalb wichtig, weil diese nach einem Kaiserschnitt nicht nur von der OP-Naht selbst sondern zu einem Teil auch von Blähungen kommen können. Diese entstehen, wenn die Verdauung durch zu wenig Bewegung träge bleibt.
Zusammenfassend gesagt helfen dir Schmerzmittel und behutsam gesteigerte Bewegung dabei, weniger Schmerzen zu haben und im wahrsten Sinne des Wortes „wieder auf die Beine zu kommen". All das wiederum ist gut für euren Stillstart.

3. DEIN BABY IST ENTWEDER SEHR UNRUHIG ODER SEHR SCHLÄFRIG, ES IST „NOCH NICHT ANGEKOMMEN"

Manchmal müssen Babys die Erlebnisse rund um ihre Geburt noch „verarbeiten". Bei Kaiserschnittkindern –gerade bei einem geplanten Eingriff dem keine Wehen vorausgegangen sind- beobachtet man häufiger, dass sie einfach noch etwas Zeit brauchen zu verstehen was passiert ist, also um quasi „anzukommen".
Das hat auch Einfluss auf das Stillen in den ersten Stunden und Tagen. Denn zwar ist es wünschenswert, dass ein Baby rasch nach der Geburt das erste Mal an der Brust trinkt und auch in der natürlichen Wachphase der ersten Stunden, häufig an die Brust geht. Aber manchmal klappt das nicht. Manche Neugeborenen möchten in dieser Zeit einfach noch nicht stillen. Die Art der Reaktion hängt auch von den

Randbedingungen und dem Temperament des Babys ab. Manche verarbeiten durch Schreien und Unruhe: Es gibt Neugeborene, die tatsächlich zu „erzählen“ scheinen, was sie bedrückt, die ihren Kummer „herausschreien“.

WAS KANNST DU IN DIESER SITUATION ZUN?

Diese Unruhe ist nichts Besorgniserregendes. Gib deinem Baby viel Nähe, sprich mit ihm und gib ihm das Gefühl, dass „seine Geschichte auch gehört wird“. Biete ihm ruhig auch immer wieder die Brust an.
Andere Babys reagieren erst einmal mit „abschalten“ und sind schläfrig. Sie empfinden all diese Eindrücke als zu viel, zu anstrengend oder zu überfordernd. Sie reagieren gerade andersherum, sie ziehen sich quasi zurück, sind schläfrig oder schlafen über Stunden.
Was kannst Du in diesem Fall tun?
Auch hier ist der enge Kontakt wichtig: Am besten Hautkontakt auf deinem Oberkörper. Die Nähe, der Geruch von Mama und die Brust „direkt vor der Nase“ können helfen, diese Babys aus ihrem Rückzug herauszuholen und ihnen Hunger auf Mamas Brust zu machen.
(Siehe auch Seite 75)

4. DER STILLSTART KANN VERZÖGERT SEIN

Dass du und dein Baby bei einem Kaiserschnitt auch hormonell eine ganz andere „Geburtsreise“ hinter Euch habt, hatte ich oben bereits erwähnt. Zusätzlich kommen die schon aufgezählten erschwerten Randbedingungen hinzu. Beides sorgt bei vielen Stillenden nach einer Schnittentbindung dafür, dass der Übergang von der Phase in der deine Brust Neugeborenenmilch/ Kolostrum für das Baby gebildet hat in die Phase der dauerhaften reifen Milchbildung manchmal ein wenig länger dauert. Sehen kannst du das zum Beispiel daran, dass der sogenannte Milcheinschuss sich eventuell etwas später bemerkbar macht.

WAS KANNST DU TUN UM DIES ZU VERMEIDEN?

All die bisher aufgezählten Maßnahmen sind auch hier wichtig, sie gehen Hand in Hand. Viel Kontakt, Nähe und Kuscheln mit deinem Baby, frühes und häufiges Anlegen deines Babys. Wenn dein Baby noch nicht so richtig trinken möchte: Zusätzliches stimulieren deiner Brust zum Beispiel durch ausstreichen von Hand um die Milchbildung anzuregen.

5. TRENNUNG VON MUTTER UND KIND AUS MEDIZINISCHEN GRÜNDEN

Da Kaiserschnitte oft auch aus medizinischen Gründen wie bei Frühgeburten oder bei einer rasch voranschreitenden Schwangerschaftsvergiftung gemacht werden, kommt es deshalb nach der Geburt auch immer wieder einmal dazu, dass Mutter und Kind trotz der Möglichkeit von 24h-Rooming-In zunächst getrennt werden. Entweder weil das Baby noch intensiverer Betreuung in der Kinderklinik bedarf oder weil es der Mutter in der ersten Zeit noch nicht so gut geht und sie auf einer anderen Station beobachtet werden muss.

WAS KANNST DU TUN UM EINE NEGATIVE AUSWIRKUNG AUF DEN STILLSTART ZU REDUZIEREN?

Ist dies der Fall, kann man an der räumlichen Trennung an sich zunächst nichts ändern. Was man aber dennoch versuchen kann, ist so viel Kontakt als möglich herzustellen. Bei einer räumlichen Trennung aus medizinischen Gründen ist dieser Kontakt zwar oft zumindest teilweise möglich, aber ein (regelmäßiges frühes) Anlegen häufig noch nicht von Anfang an. **Wichtig ist es deshalb, die Milchbildung trotzdem anzuregen, damit deine Milchbildung in Fahrt kommt und du auch ausreichend Milch hast wenn dann später Anlegen möglich ist. Außerdem profitieren gerade kranke oder frühgeborene Babys von jedem Tropfen Muttermilch.**

Deshalb ist in solchen Fällen von Trennung von Mutter und Kind meist die Anregung der Milchbildung und Gewinnung von Muttermilch mit der Pumpe angezeigt. Zusätzlich oder auch überbrückend kannst du die Brust auch durch das Entleeren von Kolostrum mit der Hand stimulieren und Neugeborenenmilch gewinnen. Beides, sowohl das Abpumpen als auch das Entleeren von Hand solltest du dir auf der Station gut erklären lassen. Wenn dir die Informationen dort nicht ausreichen oder du dich bereits vor der Geburt informieren möchtest, kannst du auch im Online-Leserbereich *(siehe Seite 149)* und in meinem *Onlinekurs „Entspannt Pumpen"* ausführliche Informationen bekommen.

Wie du siehst zieht sich in meinen Empfehlungen zur Stillförderung nach Kaiserschnitt die Themen Nähe, Hautkontakt und Bonding wie ein roter Faden durch diesen Blogartikel. Natürlich sind sie auch bei Müttern mit Spontangeburten wichtig. Aber es ist mir wichtig, dass auch Sectiomütter und deren Angehörige wissen, welchen hohen Stellenwert diese innigen Momente der Nähe für einen guten Stillstart nach einer Kaiserschnittentbindung haben.

Late-Preterm Babys

Babys, die etwas zu früh auf die Welt kommen, z.B. in der 35. oder 36. SSW machen äußerlich oft einen recht „fitten" und reifen Eindruck. In manchen Kliniken können sie sogar gemeinsam mit der Mutter auf der Wochenstation betreut werden. Das ist für einen guten Stilltart natürlich sehr förderlich.

Allerdings sehen diese „Halb-Frühchen" oft reifer aus als sie sind. Viele dieser Babys haben beim Saugen an der Brust noch nicht eine so große „Durchhaltekraft" wie termingeborene Kinder.
(z.B. schlafen sie rascher beim Trinken ein und trinken nicht so kräftig)

In diesem Bereich merkt man diesen Babys einfach an, dass sie noch unreif sind, aufholen müssen und noch etwas Zeit benötigen.
Deshalb muss manchmal zum einen die **Anregung der Brust durch Ausstreichen oder Abpumpen zusätzlich unterstützt werden**, zum anderen **benötigt das Baby oft auch etwas Hilfe dabei, ausreichend zu trinken**. Z.B. indem es zusätzlich zum häufigen Anlegen ausgestrichene Neugeborenenmilch gefüttert bekommt.
Hierbei kann eine weitere Hürde sein, dass diese Babys oft noch sehr schläfrig sind und geweckt werden müssen bzw. rasch wieder einschlafen.

Viel Nähe, besonders Haut auf Haut mit Mama hilft diesen Kindern, Hunger nach der Brust zu entwickeln und effektiv und ausdauernd zu stillen.

Mehrlinge

Bei Mehrlingen kommmen die letzten beiden Punkte häufig gemeinsam zum Tragen, denn Mehrlinge werden oft zumindest ein wenig vor dem errechneten Termin geboren und zählen damit häufig zu den gerade beschriebenen „Late-Preterm-Babys". Zusätzlich ist auch der Anteil an Kaiserschnitten bei den Mehrlingsgeburten höher. Dh. die Auswirkungen beider vorgenannter Punkte müssen ev. sogar gleichzeitig im Auge behalten werden. **Die Technik und die Grundlagen des Stillens underscheiden sich als solche nicht**. Es gilt genau die gleichen Dinge zu berücksichtigen. Bei den Positionen allerdings **gibt es spezielle Zwillingsstillpositionen, wenn beide Kinder gleichzeitig angelegt werden**. Das bereits erwähnte „MyBrestFriend" Stillkissen gibt es hierfür auch in einer „Zwillingsvariante".
Wenn du weitere mehrlingsspezifische Informationen suchst, tausche dich für wertvolle Praxistipps in Zwillingsnetzwerken aus.

Mütter mit Gestationsdiabetes/ Diabetes

Wenn du einen Schwangerschaftsdiabetes entwickelt hast, egal ob diätetisch eingestellt oder insulinpflichtig, oder eine vorbestehende diabetische Erkrankung hast, gibt es in den ersten Stunden und eventuell Tagen nach der Geburt einige Besonderheiten für dich und dein Baby:

Da manche Babys zu Beginn noch Schwierigkeiten mit ihrem Blutzuckerspiegel haben können, wird dies in den ersten Stunden nach der Geburt beim Baby kontrolliert.
Außerdem folgen die meisten Kliniken einer Leitlinie, welche die sogenannte „Frühfütterung" empfiehlt.

Was bedeutet „Frühfütterung?

Diese „Frühfütterung" bedeutet u.a., dass die Babys welche unter diese Regelung fallen, spätestens eine halbe Stunde nach der Geburt eine Mahlzeit zu sich nehmen sollen, da dies den **Blutzuckerspiegel stabilisiert**.
Im Idealfall, ist dies eine normale Stillmahlzeit. Wenn das Baby aber hierfür zu schläfrig ist oder noch nicht effektiv an der Brust trinken möchte oder kann, dann wird in diesem Fall aus medizinischen Gründen mit künstlicher Nahrung zugefüttert.

Diese Zufütterung erfolgt, **falls keine Muttermilch vorhanden ist, normalerweise mit PRE-Nahrung oder PRE-HA-Nahrung**, also nicht lediglich mit Traubenzuckerlösung. Denn einfache Zuckerlösung hat den Nachteil, dass sie den Blutzuckerspiegel deines Babys nicht nachhaltig stabilisieren würde, sondern dass nach einem kurzen Hoch der Blutzuckerspiegel schnell eventuell sogar noch tiefer sinkt.

Die Gabe von Formulanahrung stabilisiert zwar den Blutzucker langfristiger als Traubenzuckerlösung, **enthält aber eben auch Fremdeiweiße (Kuhmilcheiweiß)**.

Eine solche Zufütterung kann übrigens auch nötig sein, wenn eine der Blutzuckerkontrollen in den ersten Lebensstunden einen zu niedrigen Wert ergibt und das Baby danach nicht an der Brust trinken möchte. Manche Mütter möchten einfach nicht, dass ihrem Baby künstliche Nahrung gegeben wird, wenn es vermeidbar ist.

Was kann ich tun wenn ich dies so nicht möchte?

Wenn du die Zufütterung von **künstlicher Nahrung in diesen Situationen umgehen möchtest**, gibt es mehrere Möglichkeiten, wie du vorgehen oder dich sogar vorbereiten kannst:

- Die Bereits **vor der Geburt** kannst du dich anleiten lassen, in den letzten Tagen vor deinem errechneten Termin kleine Mengen Neugeborenenmilch (Kolostrum) auszustreichen, zu sammeln und einzufrieren. Diese eingefrorene Neugeborenenmilch kann zur Geburt ins Krankenhaus mitgebracht werden. Dort kann sie dann -falls überhaupt nötig- zugefüttert werden. Bei dieser Methode solltest du aber auf jeden Fall mit der gewählten Entbindungsklinik absprechen, ob die Möglichkeit Milch mitzubringen und zu lagern dort überhaupt besteht!
- Etwas einfacher was Lagerung und Transport angeht, ist die Option, die Neugeborenenmilch **während der Geburt** in der Klinik auszustreichen um sie danach bereit zu haben. Diese Variante ist allerdings bei manchen Geburtsverläufen nicht einfach oder gar nicht machbar. Wenn die Geburt beispielsweise rasch voranschreitet, ist es gut möglich, dass du dann nicht dazu kommst oder es auch einfach nicht mehr magst, Milch auszustreichen.

Und auch bei dieser Methode solltest du auf jeden Fall mit der gewählten Entbindungsklinik absprechen, ob die Möglichkeit Milch unter der Geburt auszustreichen und bis nach der Geburt zu lagern in dieser Klinik durchführbar ist!

- Das Ausstreichen von Kolostrum ist im Verlauf bei Bedarf natürlich auch **in der jeweiligen Situation** möglich, also quasi ausstreichen und gleich deinem Baby füttern. Aber hier besteht das Problem, dass auch die Durchführbarkeit dieser Option stark von den Randbedingungen abhängt.

(Wie du Kolostum von Hand gewinnen kannst, siehst du ab Seite 79)

Lass dich vor der Geburt am besten ausführlich beraten, ob und wenn ja, welche dieser Methoden für dich und dein Baby geeignet ist um euch den Stillstart trotz der Notwendigkeit eines Frühfütterungsschemas so einfach als möglich zu machen.

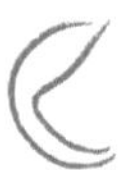

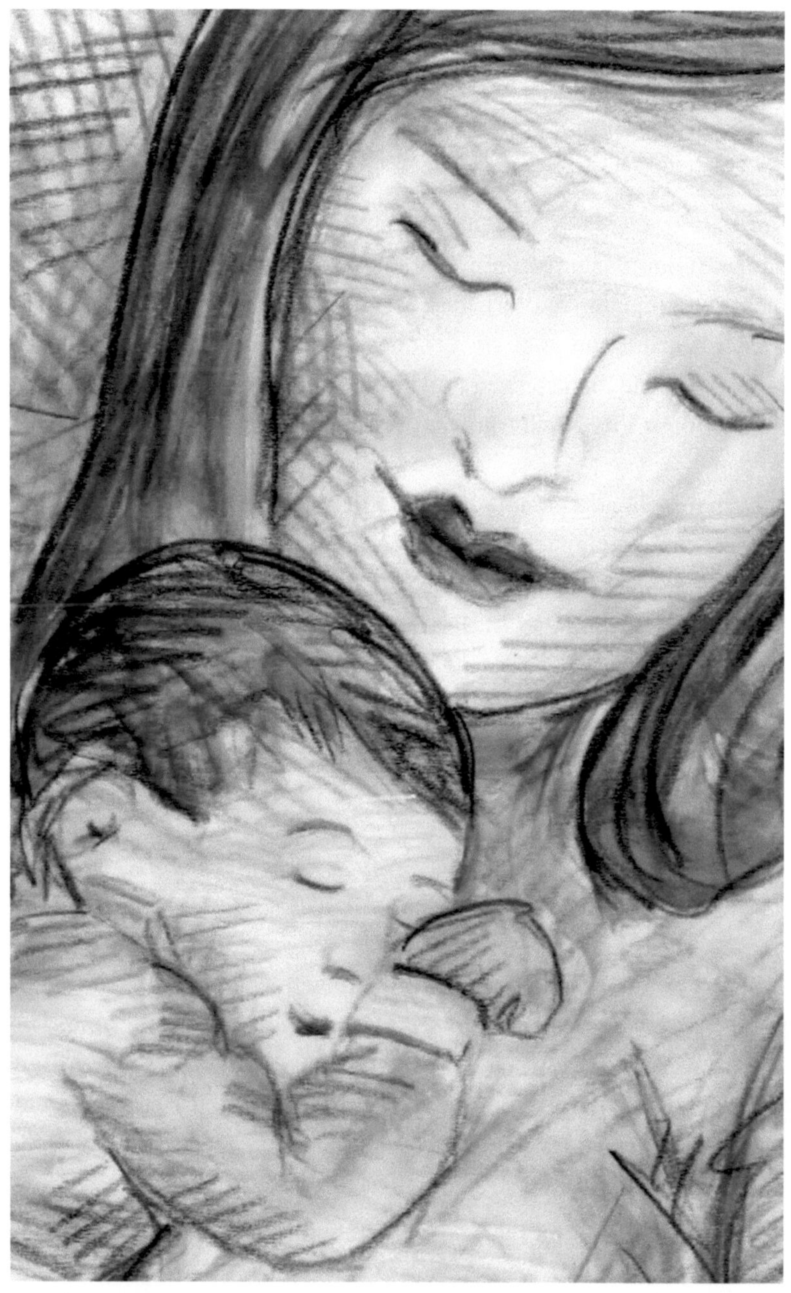

Krank? Weiterstillen hilft dir und deinem Baby

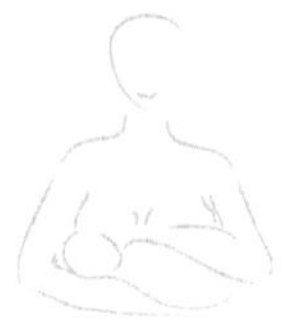

Der Hals kratzt, die Nase läuft und der Kopf fühlt sich an als wäre eine Tonne Steine darin. Wenn die Erkältungszeit da ist, macht sie auch nicht vor stillenden Müttern halt. Bereits bei diesen ersten Symptomen fragen sich Stillmamas ob sie nicht besser Abstand von ihrem Baby halten um es nicht anzustecken und haben auch Bedenken weiter zu stillen aus Angst ihre Milch wäre dann schlecht fürs Baby.

Die entsprechenden Keime hat dein Baby aber höchstwahrscheinlich bereits abbekommen bevor du überhaupt Symptome gemerkt und dich krank gefühlt hast. Die Übertragung findet hauptsächlich durch Tröpfcheninfektion also Niesen, Husten aber auch durch Berührung mit beispielsweise „angeniesten" Händen statt (um eine Ansteckung versuchen zu vermeiden, ist deshalb auch allgemeine Hygiene und Händehygiene wichtig)

Wie soll man sich als Stillende also verhalten, wenn einem selbst eine Infektion trifft?

Bei verbreiteten „einfachen" Erkrankungen wie z.B. Magen-Darm-Grippe, Bronchitis, Angina und grippalen Infekten herrscht grundsätzlich Entwarnung bezüglich des Stillens. **Dein Baby weiter zu stillen ist hierbei nicht nur möglich, sondern es hilft dir und deinem Baby sogar.** Gerade wenn es dir körperlich nicht so gut geht, hast du beim Stillen den Vorteil, dass du nicht extra aufstehen musst um eine Flasche zuzubereiten und während der Mahlzeit deines Babys im Bett liegen bleiben kannst.

Weiterstillen lässt dein Baby an der Reaktion deines Immunsystems teilhaben

Auf ganz unterschiedliche Weise schützt deine Milch dein Baby vor Infektionen. Die angeborene „Mitnutzung" deines Immunsystems durch dein Baby wird „Nestschutz" genannt. Er besteht etwa in den ersten 2-3 Monaten und teilweise darüberhinaus. Aber auch durch deine Muttermilch profitiert dein Baby von der Abwehrleistung deines Immunsystems. Während du z.B. eine Erkältungskrankheit durchmachst und dein Immunsystem auf diese reagiert und seine Abwehr aufbaut, bekommt dein Baby diese Reaktion durch deine Muttermilch immer aktuell mit. **In deiner Milch sind verschiedene immunaktive Anteile, welche Keime bekämpfen und so helfen können, einer Erkrankung deines Babys vorzubeugen oder falls dein Baby sich doch einmal ansteckt, den Verlauf abzumildern.**

Das heißt, dass dein Baby durch das Weiterstillen den Infekt entweder vielleicht gar nicht abbekommt oder wenn es die Erkrankung doch mit durchmacht, dass der Verlauf in den meisten Fällen leichter und kürzer ist.

In Ruhe auskurieren

Damit sowohl du als auch dein Baby den Infekt rasch übersteht, solltest du gut nach dir schauen: **Gönne dir Ruhe und trinke ausreichend. Gerade wenn du fiebrig bist und voll stillst solltest du besonders auf deinen Flüssigkeitshaushalt aber auch auf genügend Energiezufuhr achten.** Gegen allgemeine Erkältungsbeschwerden wie Kopf- und Gliederschmerzen darfst du, wenn Hausmittel nicht ausreichen, auch in der Stillzeit Medikamente einnehmen: Ibuprofen oder Paracetamol sind beispielsweise laut *Institut Embryotox* Mittel der Wahl für stillende Mütter (*weitere Informationen unter www.embryotox.de*).

Und selbst wenn ein Antibiotikum notwendig sein sollte, gibt es unterschiedliche Präparate, welche verträglich mit dem Stillen sind. Sollte dein Hausarzt diesbezüglich unsicher sein, welches Antibiotikum (oder anderes Medikament) du auch in der Stillzeit einnehmen darfst, erhält er Informationen dazu unter **www.embryotox.de**.

Auch ältere Stillkinder profitieren

Nicht nur Neugeborene oder Säuglinge, auch ältere Stillkinder profitieren noch vom mütterlichen Immunsystem durch die Muttermilch. Zwar trinken sie in der späteren Stillzeit nicht mehr soviel, aber **auch kleine Dosen von Mamas Milch helfen der Abwehr eines Kleinkindes**.

Vorsicht bei Lippenherpes!

Wenn das Immunsystem von einer Erkältungskrankheit oder Stress geschwächt ist, kann dies ein Auslöser für das Aufflammen eines Lippenherpes sein. Lippenherpes ist ein recht verbreitetes Leiden und normalerweise ist es damit getan eventuell oberflächlich mit Aciclovir zu behandeln und einfach zu warten bis die Bläschen und Läsionen abgeklungen sind. Weiterstillen ist zwar auch hier möglich, solange sich keine Bläschen an der Brustwarze gebildet haben (das kommt nur in sehr seltenen Fällen bei einer generalisierten Herpesinfektion vor).

ABER dennoch muss man bei Herpesinfektionen strengstens auf Hygiene achten und alles versuchen, eine Übertragung zu vermeiden: Hände gut waschen und desinfizieren sowie bei Lippenherpes in der Akutphase einen Mundschutz tragen!

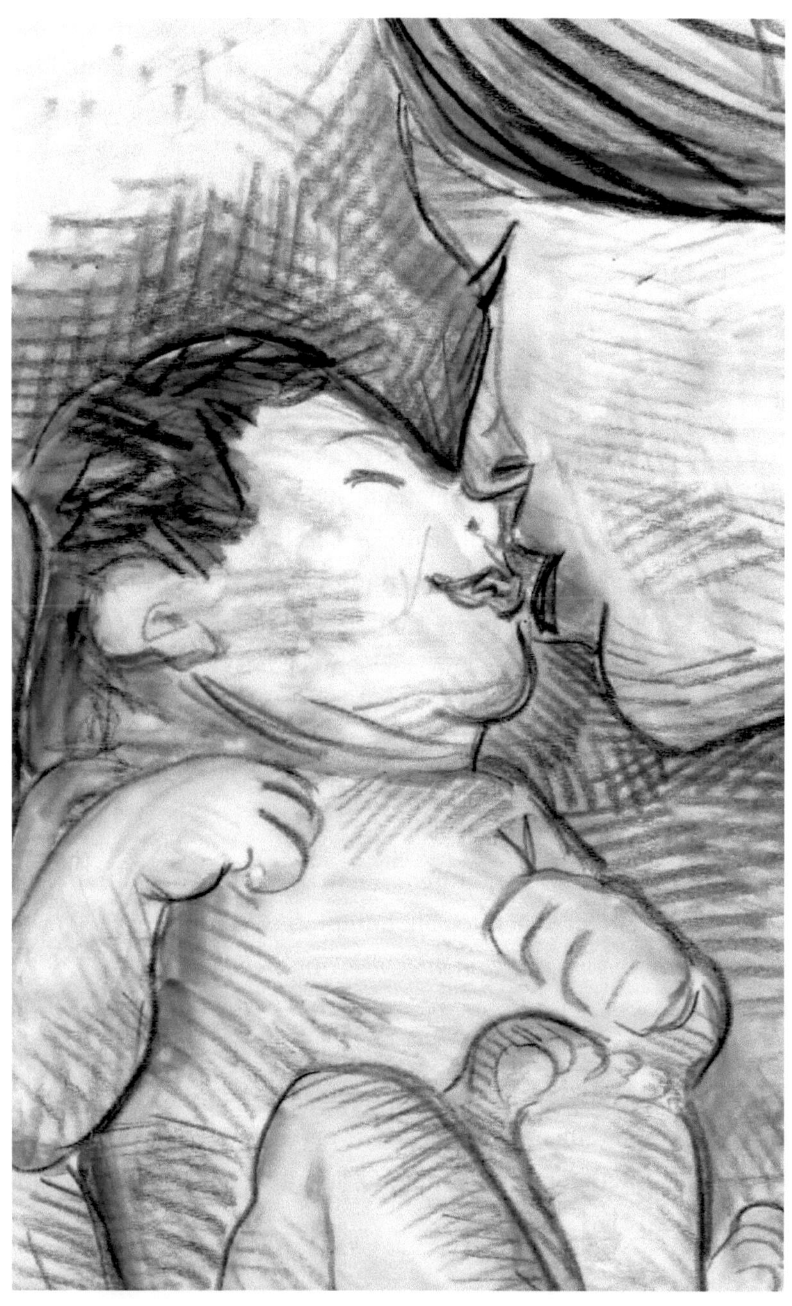

Küssen und Kuscheln sollten in dieser Zeit vermieden werden, **denn wenn sie sich anstecken, können die für uns relativ unkomplizierten Infektionen mit dem Herpes-Simplex-Virus für Neugeborene und Säuglinge sehr gefährlich werden.**
Besprich dich am besten auch mit deinem Kinderarzt/ärztin.

Erkrankungen und Stillprobleme

Bei meinen Patientinnen habe ich oft den Eindruck, dass durch den Stress den der Körper aufgrund einer anderweitigen Infektion hat, auch Brust und Brustwarzen empfindlicher und anfälliger für Probleme sein können. Deshalb solltest du dir, falls du Beschwerden wie z.B. wunde Brustwarzen hast, hier bereits rasch Hilfe holen und deine Hebamme oder Stillberaterin um Rat bitten. Denn selbst krank sein und zusätzliche Stillprobleme zu haben ist doppelt unangenehm.

Andere Infektionskrankheiten und Stillen

Nur wenige Infektionskrankheiten machen weitere Maßnahmen nötig oder stellen tatsächlich ein komplettes Stillhindernis dar.
(Mehr Informationen zu diesen Infektionskrankheiten:
www.still-lexikon.de/stillen-bei-infektionskrankheiten-der-mutter)

Du siehst also, du brauchst kein schlechtes Gewissen oder Vorbehalte haben, wenn du eine Erkältung hast und dein Baby weiter stillst. Im Gegenteil, dadurch gibst du ihm sogar Unterstützung, die Infektion selbst in den Griff zu bekommen.

Darf ich in der Stillzeit Medikamente nehmen?

Das kommt natürlich etwas darauf an, um welches Medikament es sich handelt. Aber -soviel sei vorab gesagt- es gibt tatsächlich viele Medikamente, welche du auch in der Stillzeit nehmen kannst ohne Sorge um dein Baby zu haben. **Für die gängigen Probleme wie beispielsweise Schmerzen, Fieber aber auch Infektionen stehen genügend Medikamente zur Verfügung, die mit dem Stillen vereinbar sind.**

Das Problem an der Sache ist allerdings, dass auf so ziemlich jedem Beipackzettel (auch freiverkäuflicher Medikamente) steht, dass angeraten wird das jeweilige Medikament nicht in Schwangerschaft und Stillzeit einzunehmen. Der ebenso häufig auf diesen Zetteln zu findende Rat „nach sorgfältiger Nutzen-Risiken-Abwägung" oder „nach Rücksprache mit dem Arzt" bringt die verschnupfte oder an Kopfschmerzen leidende Mutter auch nicht weiter.

Gesammelte Informationen bei Embryotox

Da mit Schwangeren oder mit stillenden Müttern keine Versuchsreihen zur Medikamentenverträglichkeit und Wirkung gemacht werden können, ist man auf „im echten Fall" gemachte Erfahrungen angewiesen. In Deutschland befasst sich damit das sogenannte Pharmakovigilanz- und Beratungszentrum für Embryonaltoxikologie *(www.embryotox.de)*.

Dort wird eine Datenbank geführt, die Informationen zur Verwendung von Medikamenten in Schwangerschaft und Stillzeit zusammenfasst. Ärzte oder Angehörige anderer Gesundheitsberufe die eine medikamentöse Therapie für eine Schwangere oder eine Stillende planen können sich dort zur Verträglichkeit des jeweiligen Medikamentes erkundigen.

Zusätzlich haben die dort forschenden Mediziner auch ein Standardwerk hierzu herausgegeben *(Schaefer C, Spielmann H, Vetter K, Weber-Schöndorfer C.* ***Arzneimittel in Schwangerschaft und Stillzeit****, 8. Auflage. Urban & Fischer, München 2012).*
Dieses Nachschlagewerk haben Stillberaterinnen wie ich, aber auch die meisten Gynäkologen oder gynäkologischen Krankenhausstationen im Regal stehen um werdende oder stillende Mütter zu beraten.
(Es gibt inzwischen übrigens auch stillfreundlich zertifizierte Apotheken: www.babyfreundliche-apotheke.de)

Dass es diese Informationsquellen gibt, die öfters auch etwas anders Lautendes sagen, als die „Rote Liste" oder der Beipackzettel, ist vielen Ärzten anderer Fachrichtungen leider oft nicht bewusst und sie empfehlen den Frauen dann sogar unnötigerweise abzustillen oder eine Medikamententherapie aufzuschieben bis nach der Stillzeit.

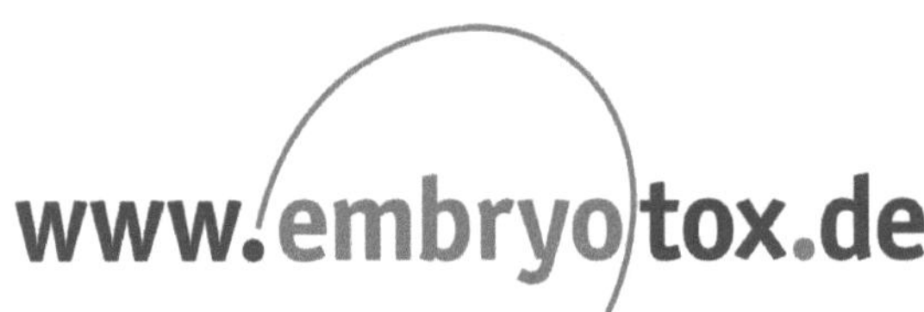

So solltest Du vorgehen

Wie gesagt, für die gängigsten Anwendungen gibt es Medikamente, die auch in der Stillzeit angewendet werden können oder es gibt -wenn das nicht der Fall ist- meist Alternativen die stattdessen verabreicht werden können.

- Wenn es nicht zu umgehen ist und du in der Stillzeit ein Medikament benötigst, dein Arzt aber sagt „damit können Sie nicht stillen", **frage nach, ob er sich diesbezüglich bei Embryotox erkundigt hat**. Viele Ärzte die ansonsten nichts mit Stillenden zu tun haben, haben von dieser Möglichkeit noch nichts gehört
- Genau das gleiche gilt auch, wenn du eine **Narkose** benötigst. Hier empfehlen manche Anästhesisten leider den Müttern nach der OP eine Stillpause einzulegen. Dies ist aber in dieser Form wegen gängiger Narkosemitteln laut Institut Embryotox nicht nötig. Normalerweise reicht es, abzuwarten bis du wieder soweit bei Bewusstsein bist, dass du selbst anlegen kannst.
  Weise die Ärzte auch hier auf Embryotox hin.
- In einer Klinik ist auch meist das oben erwähnte Nachschlagewerk (z.B. im Kreißsaal oder auf der Wochenstation) vorhanden
- Frage deine Stillberaterin oder Hebamme um Rat.
  Ich suche für meine Patientinnen z.B. die entsprechenden Informationen in dem oben genannten Nachschlagewerk heraus, so dass sie diese ihrem Arzt weitergeben können
- Sollte tatsächlich eine Stillpause nicht zu umgehen sein, hole dir Hilfe bei deiner Stillberaterin. Sie kann dir Wege zeigen, wie ihr diese Pause „abwettern könnt"

Tapetenwechsel? Unterwegs mit deinem Stillbaby

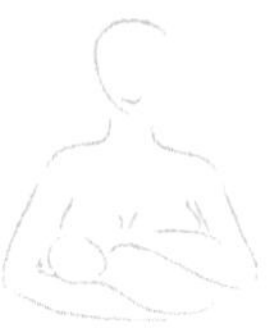

In den ersten Tagen kommt dir ein Ausflug vermutlich nicht einfach so in den Sinn. Und das ist vollkommen in Ordnung, denn du und dein Baby ihr solltet euch -gerade am Anfang- gemeinsam viel Ruhe gönnen und das Wochenbett als Auszeit sehen.
Aber irgendwann wird der Punkt kommen, an dem dir die Decke doch ein wenig auf den Kopf fällt, oder du etwas erledigen möchtest und du mit deinem Baby einfach mal raus möchtest. Sei es um in dein Lieblingscafe zu gehen, einzukaufen oder um deine Eltern zu besuchen.

Einige Tipps aus der Praxis habe ich dir in folgendem Blogartikel zusammengestellt

Blogbeitrag

ENTSPANNTES STILLEN UNTERWEGS- 10 PRAXISERPROBTE TIPPS

SUCHE DIR EINE NETTE BEGLEITUNG FÜR DIE ERSTEN AUSFLÜGE AUS

Wenn du die ersten Touren in „Still-Länge“ unternimmst, d.h. wenn du die ersten Male lange genug unterwegs bist, dass es wahrscheinlich ist, dass dein Baby Hunger bekommt, kann es sehr hilfreich sein, vertraute Unterstützung dabei zu haben. Ob das dein Mann ist, deine Freundin oder deine Mutter, ist ganz egal. Hauptsache der- oder diejenige stehen voll und ganz hinter deinem Stillwunsch und voll und ganz hinter deinem Plan, ein kleines Still-Picknick einzulegen. Eine Begleitung kann praktisch sein zum Beispiel beim Handling (sozusagen ein paar zusätzliche Hände) bis du und dein Baby eingespielter und routinierter seid. Eventuell kannst du deinen Unterstützer oder deine Unterstützerin auch als Sichtschutz einsetzen. Am allerwichtigsten aber ist die emotionale Komponente! Du brauchst jemanden, der dir hilft, Unsicherheit zu nehmen, dir hilft, dich zu entspannen und dich wohl zu fühlen.

2. DEN PLATZ AN DEM DU STILLEN MÖCHTEST AUSZUSUCHEN IST ALLEIN DEINE SACHE

Im Rahmen der Berichterstattung zum Stillen in der Öffentlichkeit wurde immer wieder erwähnt, wie Mütter in Restaurants beispielsweise für die Stillmahlzeit auf die Toilette geschickt wurden. **Mir ist es ziemlich egal was es für ein Ort ist, solange die stillende Mutter selbst sich dort wohlfühlt und sie den Ort selbst gewählt hat.**
Ehrlichgesagt gab es auch schon Situationen, in denen ich selbst rasch auf der Toilette eines Restaurants gestillt habe. Die Essensgesellschaft bestand aus Kunden meines Mannes und ich fühlte mich in diesem Moment einfach wohler, das Stillen nicht zum Thema zu machen, Punkt. Die Toilette in diesem Restaurant war kein ekliger Ort und hatte im angenehm eingerichteten Vorraum einen schlichten Stuhl, der mir und meinem Sohn für einen kurzen Snack an der Brust genügte. (Allerdings waren wir auch gut eingespielt und routiniert)
Ein anderes Stillpaar hätte in der gleichen Situation vielleicht eine andere Lösung gewählt. Wieder eine andere Mutter hätte vielleicht gar keine Lust gehabt, zu solch einem eher geschäftlichen Anlass mit ihrem Stillkind überhaupt mitzukommen.
Wichtig ist, dass es **deine Entscheidung** ist. Wenn du in einem Restaurant am Tisch stillen möchtest oder ob du es in dieser Situation vorziehst, dich zurückzuziehen: **Du entscheidest, es hängt allein von dir ab!** Was du allerdings in die Wahl des Platzes miteinbeziehen

solltest, ist dass es (jahreszeitlich entsprechend) dort zum Beispiel vor Sonne oder Wind einigermaßen geschützt sein sollte, und auch nicht zu kühl ein sollte. Gerade Kälte und Zugluft am Rücken können den Milchfluss bremsen.

3. PROBIERE AUS WAS DU GEGEBENENFALLS ALS STILLKISSENERSATZ NUTZEN MÖCHTEST

Gerade bei noch kleinen Babys benötigen viele Mütter eine Unterstützung des Armes der das Baby in Position hält. Das ist auch gut so, denn eine bewährte Regel beim Stillen lautet: Das Kind zur Brust und nicht die Brust zum Kind. Das heißt: Du solltest bequem sitzen und das Kind zu deiner Brust bringen und wenn nötig in dieser Position so „abpolstern", dass es nicht weg rutscht. Es sollte nicht so sein, dass du dich zum Stillen irgendwie in Richtung Baby beugst und auch nicht so, dass du aktiv dein Neugeborenes halten musst. Damit du das entspannt schaffst, ist es gerade am Anfang oft nötig, dass du auch unterwegs etwas hast, das du als Stillkissen bzw. als Stillkissenersatz benutzen kannst. Ob das deine zusammengerollte Jacke ist, ein Kissen auf dem Sofa in der Hotellounge oder ob du dir tatsächlich ein Stillkissen mitnimmst, egal! Hauptsache, du kannst es dir an eurem Eßplatz entspannt gemütlich machen. Vielleicht genügt es als Unterstützung auch bereits, ein Bein leicht erhöht auf einen Schemel zu stellen.

Je älter dein Kind wird und je eingespielter ihr seid, desto einfacher wird es mit der Zeit, auch ganz ohne Armunterstützung anzulegen.

4. TRAGE DAS RICHTIGE OBERTEIL

Es muss nicht unbedingt ein extra „Still-T-Shirt" sein (auch wenn diese manchmal sehr praktische und unauffällige „Brustzugänge" haben), es sollte einfach ein Oberteil sein, bei dem du leicht an deine Brust

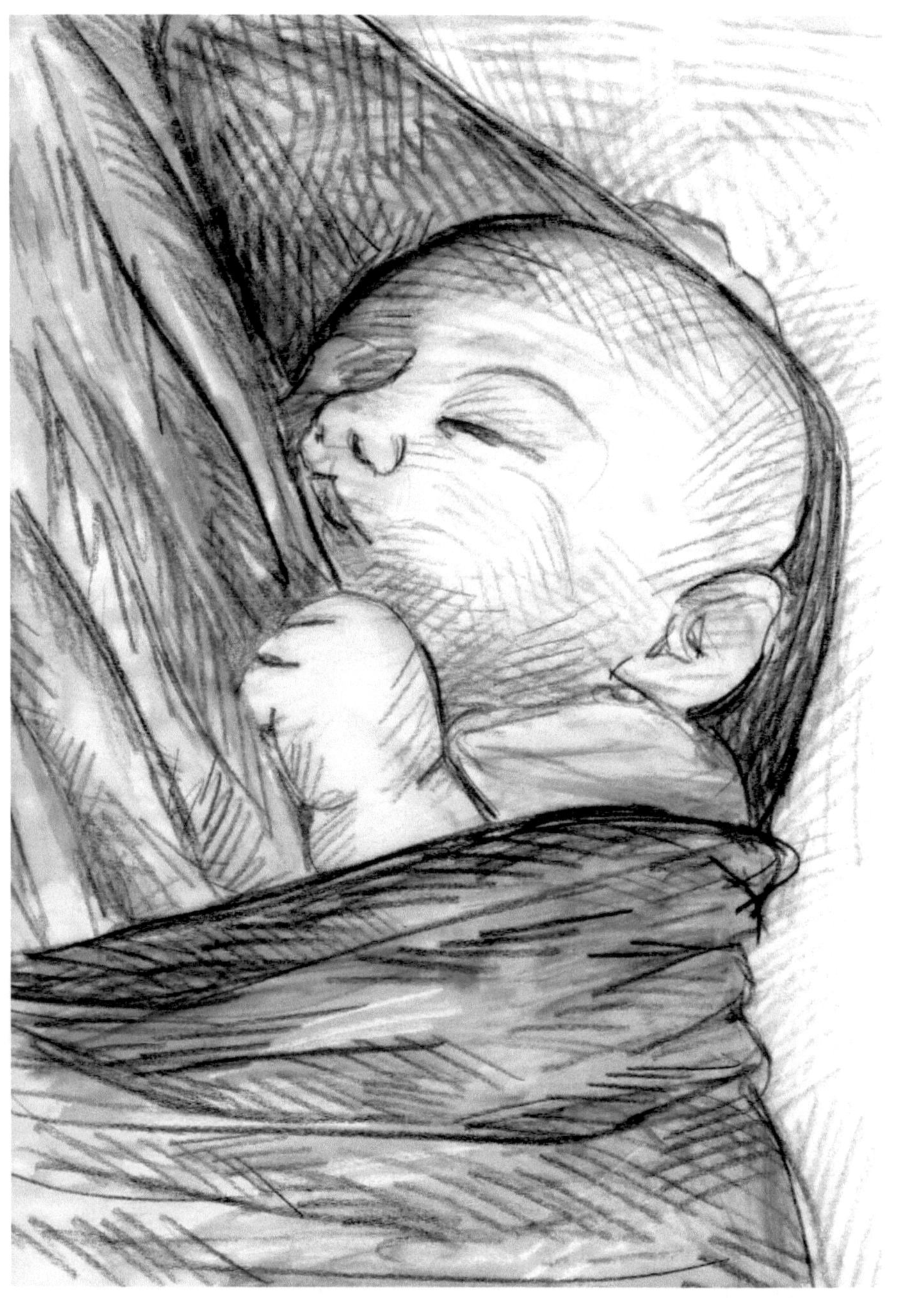

kommst, aber diese auch schnell wieder „eingepackt" ist. Wenn du ein Oberteil zum aufknöpfen (z.B. ein Polohemd oder eine Bluse) oder mit Reißverschluss hast, musst du zum einen darauf achten, dass die Knopfleiste bzw. der Reißverschluss überhaupt weit genug zu öffnen ist, dass du auch bequem an deine Brust kommst (ist nicht bei allen Polos gegeben!), zum anderen kann es auch sein, dass du sobald du die Brust auf diese Weise ausgepackt hast, recht „exponiert" bist und man viel von Brust und Kind sieht.
Das Gleiche gilt für Oberteile, die du einfach nach unten ziehst, um dein Baby anzulegen. Wenn der Ort an dem du stillst einer ist, an dem du dich damit wohlfühlst, wunderbar!
Wenn es aber ein Ort ist, an dem du dekolteetechnisch lieber etwas mehr Privatsphäre wünschst, wähle eher ein nicht zu enges Shirt welches du anheben kannst (wenn es zu eng ist, rutscht es beim Anheben vorne auch am Rücken hoch) und der hochgeschobene Teil liegt dann bereits wie eine Art Sichtschutz über Brust und Kind eventuell in Kombination mit einem Still-Spaghettiträgershirt darunter.

Oder beherzige den nächsten Tipp.

5. WERDE HALSTUCHFAN

Wenn das Oberteil, welches du trägst wie gerade beschrieben dazu neigt, etwas mehr Dekolleté offenzulegen und dir das in der entsprechenden Situation aber unangenehm ist, hilft wunderbar ein großes Halstuch, das du entsprechend positionieren kannst. Du kannst deinem Baby und deiner Brust eine Art Mini-Zelt bauen oder das Tucheinfach über die Brust legen (wie wenn du das Oberteil hochziehen würdest).
Es ist auch nicht nötig, dass du das Tuch zwischen den Stillmahlzeiten wirklich um den Hals trägst. Es genügt, es als flexiblen unauffälligen Sichtschutz dabei zu haben, falls dir danach ist.

6. WERDE TRAGETUCH/ TRAGEHILFENFAN

Es funktioniert auch, Babys im Tragetuch, im Sling oder in einer anderen Tragehilfe quasi „nebenher" zu stillen, ohne dass du dein Kind dazu auspacken musst. Das kann gerade auch zur kühlen Jahreszeit unterwegs sehr praktisch sein.

Natürlich kommt dies auch ein wenig darauf an, was du selbst an hast und wie die jeweilige Trageposition ist. Im Tragetuch eignet sich zum Beispiel die weit verbreitete und beliebte Wickelkreuztrage. Hier kann eine Trageberaterin deine Fragen dazu sicher beantworten und dir gute Tipps zu geeigneten Bindearten und Tragehilfen geben.

7. ZÖGERE DIE STILLMAHLZEIT UNTERWEGS NICHT ZU LANGE HERAUS

Denn ein schon sehr ungeduldiges schlecht gelauntes Baby ist schwerer anzulegen. Gerade wenn man unterwegs nicht all zuviel Aufmerksamkeit auf sich ziehen möchte, ist dies deshalb etwas das man vermeiden möchte. Klar schreien Babys immer wieder einmal, auch unterwegs und das ist vollkommen ok. Auch fühlen sich die anderen Leute davon meist gar nicht einmal so sehr gestört.

Was meist schwerer wiegt, ist dass die Mütter selbst -gerade in der Öffentlichkeit- durch ein unruhiges Kind sehr schnell unsicher und nervös werden. Das wiederum ist nicht förderlich für das reibungslose Stillen. Also lass es nach Möglichkeit gar nicht erst so weit kommen!

8. WENN DU LÄNGER UNTERWEGS BIST BIETE DEINEM BABY IMMER DANN DIE BRUST AN WENN DU GERADE EINEN GEEIGNETEN PLATZ GEFUNDEN HAST

Dies ergibt sich als logische Folge aus dem letzten Punkt. Gerade wenn du länger unterwegs bist, nutze jede Gelegenheit in der es gerade

bequem möglich ist, deinem Baby die Brust anzubieten.
Damit vermeidest du (zumindest meistens), dass dein Baby genau dann trinken möchte, wenn es gerade gar nicht geht.

Und wenn es trotz Angebot nicht trinken möchte? Dann weist du, dass es noch etwas länger aushält.

9. WANN IMMER DU LANGE GENUG UNTERWEGS BIST, DASS DU VERMUTLICH STILLEN WIRST, NIMM AUF JEDEN FALL ETWAS ZUM WICKELN MIT

Du meinst das ist selbstverständlich? Ja, sollte es sein, denn eine Mahlzeit regt bei Babys die Verdauung an und führt oft dazu, dass sie noch während oder kurz nach der Stillmahlzeit Stuhlgang haben.

Wechselwäsche gehört da übrigens auch dazu. Es ist sehr frustrierend in der Mitte eines Ausflugs oder Shoppingtrips umkehren zu müssen, weil dein Kind sich durchgenässt hat und du keine Ersatzwäsche dabei hast.

10. ERWEITERE DEINE KREISE NACH UND NACH

Rom wurde auch nicht an einem Tag erbaut. Du musst nicht gleich alle Erledigungen auf einmal abarbeiten oder gleich einen ganzen Tagesausflug machen.
Gestehe dir und deinem Baby zu, dass ihr euch auch unterwegs erst einmal gemeinsam als Team einspielen müsst. Geht doch einfach erst einmal auf einen kleinen Spaziergang durch eure vertraute Umgebung, zum Beispiel zu einem leckeren Kuchen in dein Lieblingscafe.

Und wenn du dich dabei sicher fühlst, kannst du euren Radius und die Zeit die ihr unterwegs seid erweitern, nach und nach.

ÜBRIGENS: MANCHE RESTAURANTS MACHEN SICH ALS STILLFREUNDLICH KENNTLICH

Achte einmal darauf. Wenn du in der Nähe kein „offiziell" als stillfreundlich gekennzeichnetes Cafe oder Restaurant kennst, frage andere Mütter, wo sie mit dem Stillen unterwegs bereits gute Erfahrungen gemacht haben. Zusätzlich gibt es hierzu bereits auch entsprechende Apps.

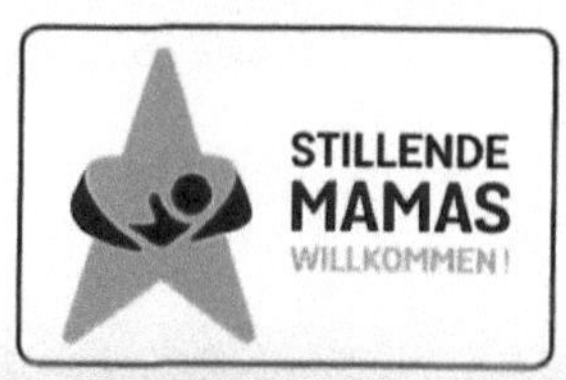

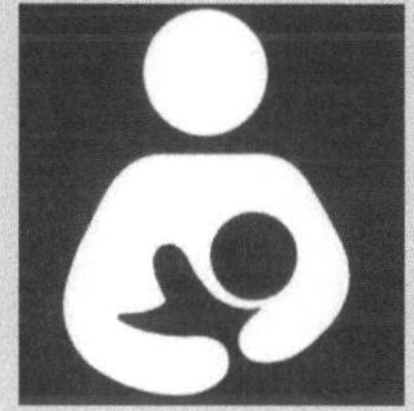

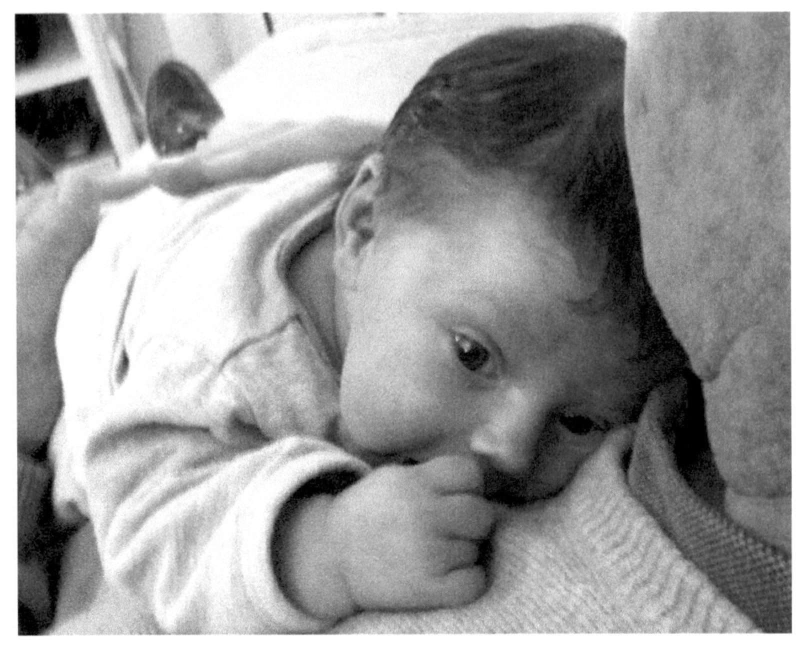

Rückendeckung! - Ein Wort an den Papa

Vielleicht fühlst du dich bereits beim Querlesen dieses Buchs etwas „außen vor gelassen" wenn es um das Stillen geht?
Lass dich davon nicht täuschen! Du bist ein sehr wichtiger Part nicht nur im Leben deines Kindes, sondern auch beim Thema Stillen.

Klar, die Mutter stillt. Aber das kann sie am besten und am entspanntesten, wenn sie weis, dass sie sich auf dich verlassen kann. Wenn die Mutter weis, dass sie sich darauf verlassen kann, dass du voll und ganz hinter dem stehst, wozu sie sich hinsichtlich des Stillens entschieden hat. Du kannst deinen Teil am Stillerfolg beitragen, indem du deiner Partnerin uneingeschränkte Rückendeckung gibst. Manchmal ist es vielleicht wirklich nicht so einfach, nicht eifersüchtig zu sein auf dieses kleine Wesen, das soviel Nähe und Aufmerksamkeit von deiner Partnerin bekommt.

Aber, sieh es mal so: Du musst deine Partnerin nicht teilen, sondern deine Partnerin gewinnt eine neue attraktive Seite dazu, die als Mutter.

Auch dein Baby genießt es, wenn ihr, du und deine Partnerin, ein Team seid. Und dein Baby genießt jede Minute der Nähe mit dir und den Dingen die ihr gemeinsam machen könnt.
„Tragen ist das Stillen des Papas": Wenn du dein Baby im Tragetuch oder in der Tragehilfe bei dir hast, kannst du auch als Papa zusätzlich ganz viel Nähe mit deinem Kind genießen.
Und Kuscheln und Körperkontakt kommt bei deinem Baby so oder so immer gut an, beim Tragen genauso wie auf dem Sofa oder im Familienbett.

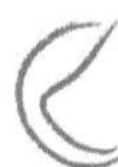

Habe Geduld mit dir selbst!

Zum Schluß ist mir noch etwas ganz wichtig.
Das möchte ich dir auf jeden Fall mitgeben:

Manchmal läuft einfach nicht alles von Anfang an so wie man es sich vorstellt. **Aber du wirst das hinbekommen, du wirst einen Weg finden mit dem ihr, du und dein Baby euch wohlfühlt.**

Auch wenn es vielleicht etwas länger dauert als du gehofft hast und auch wenn ihr dazu eventuell Hilfe braucht.

- Habe Geduld mit dir selbst
- Bitte, setz dich nicht zu sehr unter Druck
- Nimm dir nicht zuviel auf einmal vor & lass dir helfen
- Vergleiche dich nicht so viel mit anderen Müttern:
  Selbst wenn die anderen erzählen, dass bei ihnen alles problemlos läuft und rosarot ist.
  Du weißt nie wie dort die Randbedingungen sind und was in deren Familien vielleicht „schiefläuft" oder nicht so positiv ist.
- **Du bist richtig, genauso wie du bist!**

Hilfe bei Stillproblemen holen, aber wo?

Häufig habe ich in diesem Buch erwähnt, dass du dir bei manchen Situationen besser Hilfe holst. Aber bei wem?
Die erste Ansprechpartnerin in diesen ersten 40 Tagen nach der Geburt (und auch darüber hinaus) ist deine Nachsorgehebamme. Die Nachsorge von einer Hebamme im Wochenbett wird von deiner Krankenkasse übernommen. Zusätzlich kennt deine Hebamme dich und dein Baby bereits und kann bei allgemeinen

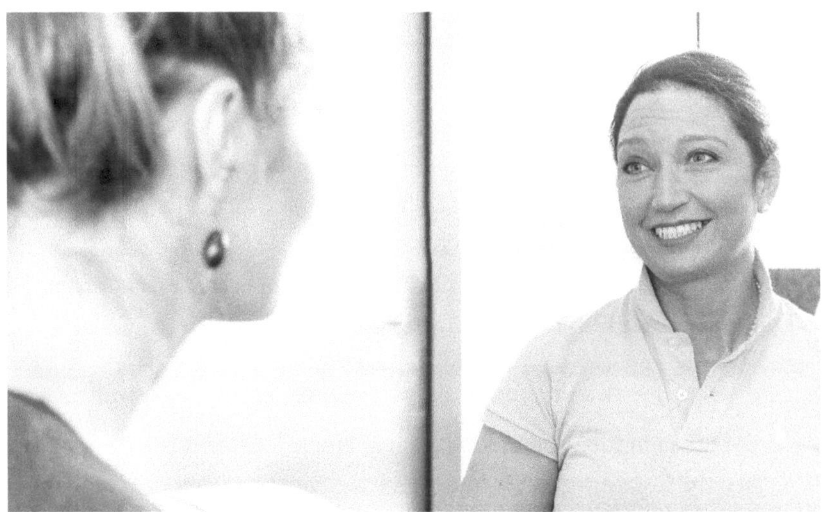

Stillproblemen gut helfen. Manchmal empfiehlt dir deine Hebamme auch, weitere Hilfe in Anspruch zu nehmen. Viele Patientinnen in meiner Sprechstunde sind Frauen deren Hebammen sie an mich weiter empfohlen haben. Manche Frauen haben aber von vornherein gar keine Nachsorgehebamme gefunden oder haben das Gefühl, dass sie bezüglich des Stillens noch mehr Hilfe benötigen. Auch diese Mütter wenden sich häufig an mich und kommen in meine Sprechstunde.
Die Kosten für eine Beratung durch Still- und Laktationsberaterinnen wie mich wird zu Zeit meist noch nicht von der Krankenkasse erstattet. Spätestens sobald die Möglichkeit besteht, dass verschreibungspflichtige Medikamente genommen werden müssen, z.B. bei einer Brustentzündung, musst du auch deinen Frauenarzt/ärztin mit einbeziehen.

Am besten und sehr wünschenswert bei Stillproblemen ist meiner Erfahrung nach immer eine gute Zusammenarbeit dieser drei Berufsgruppen. Hebamme, Stillberaterin und Arzt/Ärztin können zusätzlich auch meist gute weiterführende Hilfsangebote empfehlen, falls sie selbst nicht helfen können.

Hol dir deine Bonusmaterialien:
Kostenlose Downloads zur Ergänzung des Buchs

Als Ergänzung zum Inhalt dieses Buches kannst du dir noch den

- **Still-Leitfaden für die ersten 3 Wochen** *(siehe rechts),*
- eine **Vorlage für ein Stilltagebuch**
- und weitere **Merkblätter** (z.B. zur **Lagerung von Muttermilch** und zum **Abpumpen von Muttermilch**)

und weitere Extras zum Ausdrucken im Original herunterladen.

- Diesen Leitfaden erkläre ich auch in einem **kostenlosen knapp 1-stündigen Webinar** welches dir zusätzlich als Aufzeichnung zur Verfügung steht.

- Außerdem kannst du dir dort im Leser-Downloadbereich den **kostelosen Onlinekurs „Erste Hilfe bei Milchstau"** ansehen (Maßnahmen die auch zum Milcheinschuß gut helfen)

- Zusätzlich erhältst du im Leser-Downloadbereich einen **Gutscheincode** mit dem du den **Onlinekurs „Erste Hilfe bei wunden Brustwarzen" für nur 17€** erhätst (statt regulär 37€)

Jetzt registrieren!

Den Zugang für den exklusiven **Leser-Downloadbereich** bekommst du, indem du dich hier registrierst:

www.es-buch.gr8.com

Christina Law-McLean
IBCLC
Still- & Laktationsberatung
www.entspannt-stillen.de

Leitfaden für den Stillstart: „Was, wann, wieviel“

	1. Woche							2. Woche	3. Woche
	1.Tag	2.Tag	3.Tag	4.Tag	5.Tag	6.Tag	7.Tag		
Wie oft solltest Du in 24h stillen?	In den ersten Stunden alle 1-2 Stunden anlegen (bzw. versuchen) & viel Hautkontakt/ Kuscheln	Dein gesundes termingeborenes Baby soll gestillt werden, wann, wie oft und wie lange es will. Mindestens jedoch 8-12 mal innerhalb 24 Stunden. Clusterfeeding (gehäuftes trinken wollen) und „Einschlafstillen“ ist dabei völlig normal. Dein Baby sollte möglichst, kräftig, stetig und ausdauernd trinken, so dass Du es schlucken hören kannst	Milcheinschuß						
So groß ist der Magen Deines Babys	Größe einer Kirsche		Größe einer Walnuß		Größe einer Aprikose		Größe eines Hühnereis		
So viele **nasse Windeln** sollte Dein Baby durchschnittlich in 24h haben	Mindestens **1** nasse Windel	Mindestens **2** nasse Windeln	Mindestens **3** nasse Windeln	Mindestens **4** nasse Windeln	Mindestens **6** nasse Windeln voll mit hellgelbem bis farblosem Urin				
So viel/ diesen **Stuhlgang** sollte Dein Baby durchschnittlich in 24h haben	Mindestens **1-2** Windeln mit Stuhlgang (Mekonium, „Kindspech“: Schwarzgrün, Dunkelgrün, zäh)		Mindestens **3** Windeln mit Stuhlgang („Übergangsstuhl“: Braun, Grün-Braun, Grün-Gelb)		Mindestens **3** Windeln mit Stuhlgang (meist senfgelber, weicher, manchmal körniger Muttermilchstuhl)				
Gewicht Deines Babys	Dein Baby sollte nicht mehr als 7% seines Körpergewichtes abnehmen			Dein Baby sollte ab dem 4. Lebenstag ca. 20-35g pro Tag zunehmen. Etwa um den 10.-14. Tag sollte es sein Geburtsgewicht wieder erreicht haben					
Sonstiges	Wenn Baby nicht trinken mag: Viel Hautkontakt, Kolostrum von Hand gewinnen und schlecken lassen		Dein Baby sollte aktive Wachphasen haben, in denen es trinkt, es sollte außerdem leicht zu wecken sein. Deine Brust sollte sich nach dem Stillen weicher und weniger schwer anfühlen						

Ich unterstütze die Empfehlung der WHO, welche empfiehlt bis zum **vollendeten 6. Lebensmonat** ausschließlich zu stillen und dann unter Einführung von Beikost weiterzustillen bis zum 2. Geburtstag und darüber hinaus, wenn Mutter und Kind es wünschen.

Nach einer ursprünglichen Idee von **www.beststart.org** ins Deutsche übertragen und fachlich überarbeitet, Text und Layout: Christina Law-McLean IBCLC. Das vorliegende Merkblatt ist sorgfältig erarbeitet worden. Alle Angaben sind trotzdem ohne Gewähr. Die Autorin übernimmt keinerlei Haftung für eventuelle Schäden, die aus dem Inhalt und dessen Anwendung resultieren. Das Merkblatt ersetzt keinesfalls eine persönliche Beratung durch Stillberaterin oder Hebamme und ersetzt auch keinesfalls einen Besuch beim Arzt.

Büchertipps zum Weiterlesen:

Dibbern, Julia: Geborgene Babys- Beziehung statt Erziehung
Books on Demand (Anahita); Auflage: 2. A. (Juli 2006),
ISBN-10: 3937797106
ISBN-13: 978-3937797106

González, Dr. Carlos: In Liebe wachsen
Liebevolle Erziehung für glückliche Familien
256 Seiten Verlag: La Leche Liga, 5. Auflage Januar 2011
ISBN-10: 3932022149
ISBN-13: 978-3932022142

Imlau, Nora: Das Geheimnis zufriedener Babys
Liebevolle Lösungen, damit Ihr Baby ruhiger schläft
und weniger weint
Gräfe und Unzer (GU), München 2013
ISBN: 978-3833833199

Homepage der Autorin Nora Imlau
www.nora-imlau.de

Renz-Polster, Herbert: Kinder verstehen
Born to be wild: Wie die Evolution unsere Kinder prägt
München 2009 (Kösel), 1. Auflage
ISBN 978-3-466-30824-8

Homepage des Autors Dr. Herbert Renz-Polster
www.kinder-verstehen.de

Schlaf gut, Baby!: Der sanfte Weg zu ruhigen Nächten
von Herbert Renz-Polster und Nora Imlau
Verlag: GRÄFE UND UNZER Verlag GmbH (5. März 2016)
ISBN-10: 3833845988
ISBN-13: 978-3833845987

Sears, William: Schlafen und Wachen
Ein Elternbuch für Kindernächte
ISBN-10: 3906675033
ISBN-13: 978-3906675039

Sears, William: Das 24-Stunden-Baby
La Leche League Schweiz (1998)
ISBN-10: 3906675041
ISBN-13: 978-3906675046

Kirkilionis, Evelin: Ein Baby will getragen sein
Alles über geeignete Tragehilfen und die Vorteile des Tragens
Kösel, Neuausgabe 2013
ISBN-10: 3466345766
ISBN-13: 978-3466345762

artgerecht - Das andere Baby-Buch: Natürliche Bedürfnisse stillen.
Gesunde Entwicklung fördern. Naturnah erziehen
von Nicola Schmidt und Claudia Meitert
Verlag: Kösel-Verlag; Auflage: 2 (2. November 2015)
ISBN-10: 3466346053
ISBN-13: 978-3466346059
www.artgerecht-akademie.de/fur-eltern/

Emotionale Narben aus Schwangerschaft und Geburt auflösen: Mutter-Kind-Bindungen heilen oder unterstützen - in jedem Alter
von Brigitte R Meissner
Verlag Brigitte Meissner (1. Januar 2013)
ISBN-10: 3952224677
ISBN-13: 978-3952224670

Gute Übersicht über Bücher rund ums Elternsein
(und weitere Informationen)
www.rabeneltern.org

Einige hilfreiche Links:

Berufsverband Deutscher Laktationsberaterinnen
www.bdl-stillen.de/stillberatungsuche

Ausbildungszentrum Laktation & Stillen
www.stillen.de/laktationsberatung-finden/

Stillberaterinnenverzeichnis des Still-Lexikons
www.verzeichnis.still-lexikon.de/listings/category/ibclc-verzeichnis/

Deutscher Hebammenverband e.V.
www.hebammenverband.de

Arbeitsgemeinschaft freier Stillgruppen
www.afs-stillen.de

La Leche Liga
www.lalecheliga.de

Arzneimittel in Schwangerschaft und Stillzeit
www.embryotox.de

Schreibaby Ambulanzen/ Kontaktadressen
www.schreibaby.de/adressen-fuer-eltern-von-schreibabys/
www.zeppbremen.de

Anlaufstelle und Informationen zu Wochenbettdepression
www.schatten-und-licht.de

Links zu Empfehlungen:

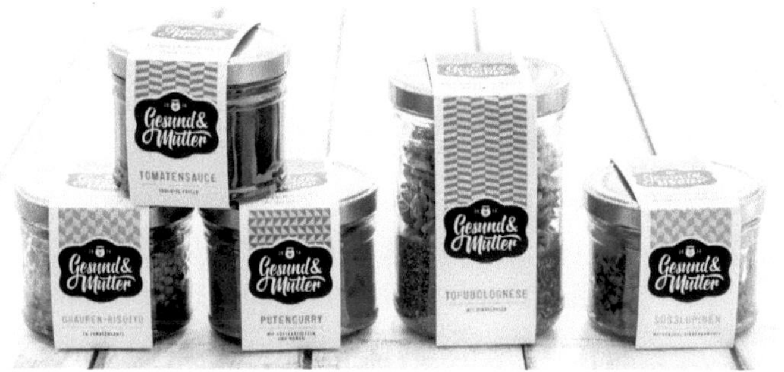

Bild: www.gesundundmutter.de

Versand von leckeren eingeweckten Gerichten
für Mütter im Wochenbett (und darüber hinaus).
Zum vorsorglichen Auffüllen des Vorrats oder auch
als „Die Mutter bemuttern"-Geschenk:
Gesund & Mutter
www.gesundundmutter.de

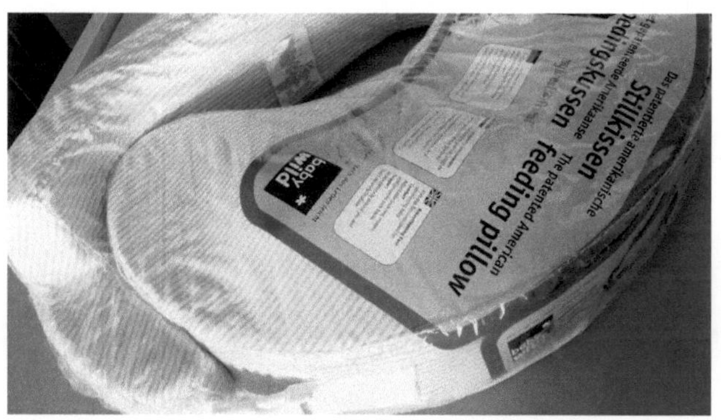

Das im Buch erwähnte MyBrest Friend Stillkissen
ist erhältlich bei der **Firma „Baby Wild"**
www.babywild.de

Meine weiteren Angebote und Informationen

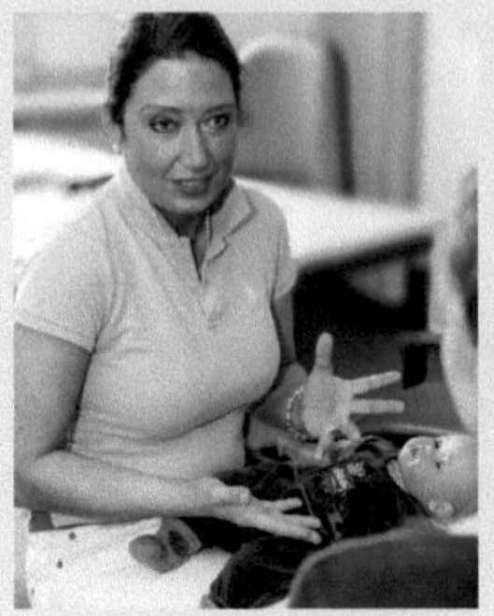

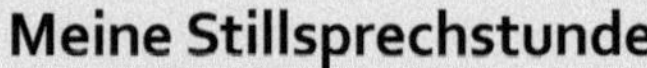

Meine Stillsprechstunde

Wenn du ein Stillproblem gerne mit mir persönlich besprechen möchtest oder dich mit dem LowLevelLaser von mir behandeln lassen möchtest und im Einzugsbereich Bremen wohnst, kannst du gerne einen Termin für meine Sprechstunde verinbaren.

Meine **Stillsprechstunde** findet in Bremen statt.

Wenn du nicht aus dem Bereich Bremen und umzu kommst, biete ich auch (sofern in dem jeweiligen Fall möglich) die Option einer Beratung online per Skype an.

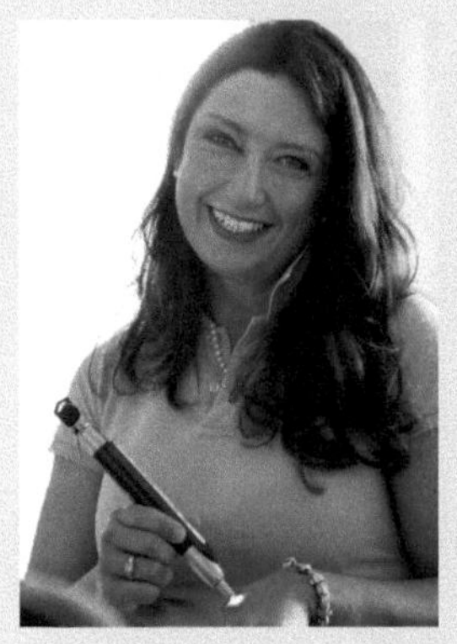

Alle Informationen hierzu findest du auf meiner Homepage

www.entspannt-stillen.de

Dort findest du außerdem **meinen Blog** und viele weitere Informationen, schau einfach mal herein!

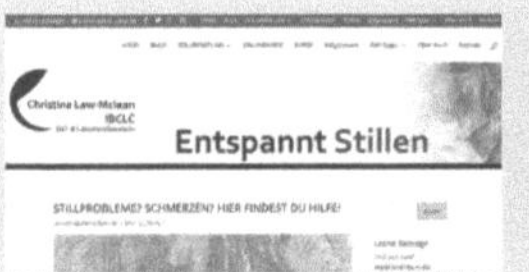

Termine online buchen!

Sprechstundentermine kannst du auch bequem online in meinem Onlinebuchungssystem buchen. Hier siehst du auch immer, welche Termine aktuell verfügbar sind

www.etermin.net/cl

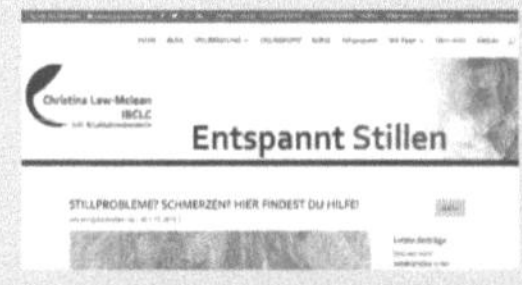

Kurse & Onlinekurse

Alle Informationen zu meinen Kursen hier vor Ort und zu meinen Onlinekursen, die du bequem von zuhause aus mitmachen kannst, findest du auf meiner Kursseite
www.stillcoach.de

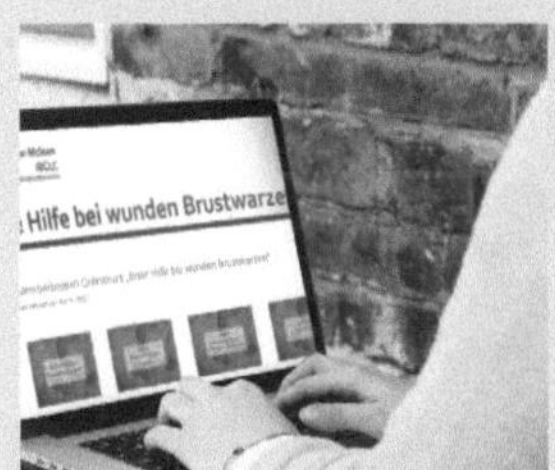

Facebook

Auch auf Facebook findest du mich unter:
www.facebook.com/entspannt.stillen

Twitter

Auf Twitter findest du mich unter:
@lawmclean

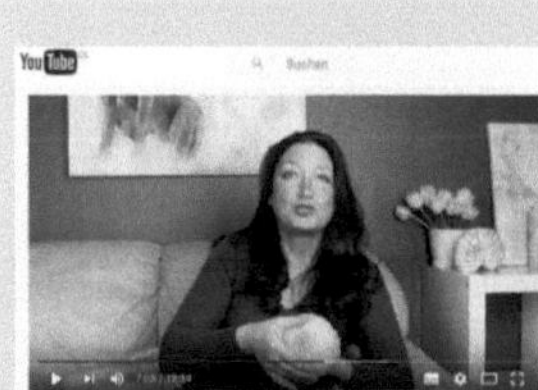

Mein YouTube Kanal: „entspannt-stillen.de- Stillberatung Christina Law-McLean"

Jede Menge Video-Stilltipps kannst du auf meinem YouTube Kanal ansehen.

Ich freue mich auf dich und dein Baby

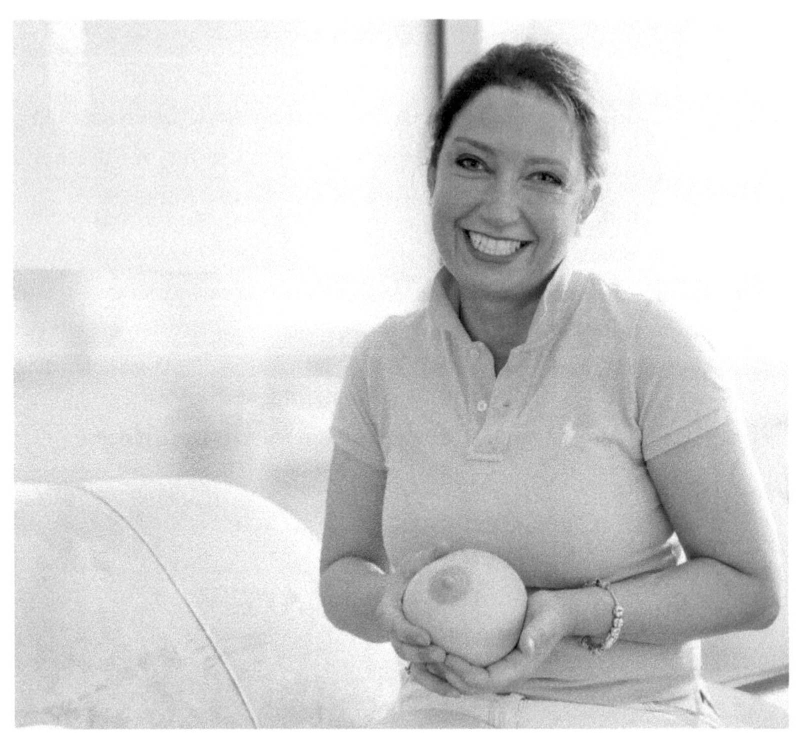

Über die Autorin

Christina Law-McLean IBCLC*

Jahrgang 1973, ist Still-& Laktationsberaterin, Kinderkrankenschwester und Heilpraktikerin i.A. Sie verfügt über langjährige Berufserfahrung in Wochenbettpflege und Neu- und Frühgeborenenpflege und leitete mehrere Jahre eine integrierte Wochenstation einer großen Geburtsklinik.

Seit über 22 Jahren ist Christina Law-McLean in der Stillberatung tätig, sowohl in der Klinik als auch in ihrer Beratungspraxis und in der Betreuung von Stillgruppen. Sie gibt zusätzlich regelmäßig sowohl Elternkurse als auch Fortbildungsseminare und Vorträge für Fachleute sowohl als Präsenzveranstaltungen, sowie auch in Form von Onlinekursen für Eltern und Fachleute.

Christina Law-Mclean bloggt auf entspannt-stillen.de und veröffentlicht regelmäßig Video-Stilltipps auf ihrem YouTube Kanal.

Sie ist verheiratet, Mutter dreier Söhne
(1992, 1997 & 2012)
und wohnt mit ihrer Familie, ihren zwei Hunden und ihrem Pferd südlich von Bremen.

* Was heißt eigentlich IBCLC?

Dies ist der Titel für den international anerkannten Abschluss als Still- und Laktationsberaterin. Die Buchstaben stehen hierbei übrigens für:
I - International, B- Board, C - Certified, L - Lactation, C - Consultant

Literaturhinweise

Literaturhinweise sind gerne bei der Autorin erhältlich.
cl@entspannt-stillen.de

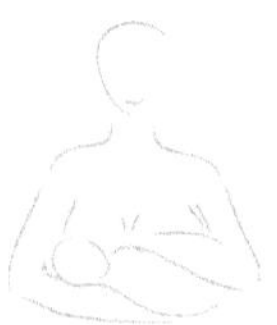

Wichtige Hinweise für dich als Leserin dieses Buches:

Die Erkenntnisse der Medizin und hiermit auch die Empfehlungen der Stillberatung unterliegen stetigem Wandel. Das vorliegende Ratgeberbuch ist von mir sorgfältig erarbeitet worden. Hierbei habe ich große Sorgfalt darauf verwendet, dass die Empfehlungen dem derzeitigen Wissensstand entsprechen.
Der Verlag und auch ich als Autorin übernehmen keine Gewähr und keine Haftung für die Aktualität, Richtigkeit und Vollständigkeit der Inhalte des Buches, ebenso nicht für Tipp- oder Druckfehler.
Es kann keine juristische Verantwortung sowie Haftung in irgendeiner Form für fehlerhafte Angaben und daraus entstandenen Folgen vom Verlag bzw. Autorin übernommen werden.

Die Hinweise in diesem Buch und deren Anwendung ersetzen außerdem in keinster Weise einen persönlichen Besuch beim Arzt, bei einer Hebamme oder bei einer Stillberaterin vor Ort!

Für die Inhalte von den in diesem Buch aufgeführten Internetseiten sind ausschließlich die Betreiber der jeweiligen Internetseiten verantwortlich. Der Verlag und ich als Autorin haben keinen Einfluss auf Gestaltung und Inhalte fremder Internetseiten. Verlag und Autorin distanzieren sich daher von allen fremden Inhalten. Zum Zeitpunkt der Drucklegung waren keinerlei illegale Inhalte auf den angegebenen Webseiten vorhanden.